昨日の爆食がチャラになる
最強の科学的食事法

RESET
リセットレシピ
RECIPE

メンタリストDaiGo／つっしー

KADOKAWA

カロリーも罪悪感も帳消し！「リセットレシピ」

「どうして、それで太らないの？」

私の生活ぶりを知っている人からよく聞かれることです。

私は、多いときには週に４回フレンチやイタリアンの店で外食をし、そのたびにワインをフルボトル１本分は飲んでいます。

ちっとも節制の様子が見られないのに、なぜ、体は引き締まり、肌はつやつやなのかと不思議がられるのです。

その秘密は、爆食した翌日には「リセットレシピ」を取り入れているから。正しい知見をもとに、押さえるべきポイントを押さえ、あとは、極めて自由に生きています。

みなさんもまずは、**「食べすぎた！」と思った翌日の食事を何も考えずに1食分だけでもリセットレシピに置き換えてみてください。**罪悪感は帳消しとなり、実際、体が軽くなることを実感できるはずです。

□ 食べるだけで疲労回復

私がリセットレシピをおすすめするのは、単にダイエットのためだけではありません。日々のパフォーマンスを最大化することを念頭に置いています。

食材には、それぞれ異なる割合で重要な栄養素が含まれています。そうした**栄養素こそが私たちの体と心を日々新しくつくり変え、脳をリフレッシュしてくれます。**

多少、体調が悪くても、落ち込んでいても、「一晩ぐっすり眠ったらすっきりした」ということを、あなたも経験したことがあるでしょう。こうした睡眠効果に遥《はる》かに勝る「リセット力」を、本来の食事は持っています。

詳しくは2章で述べますが、私たちの体には、もともと備わった素晴らしいシステムがあり、心身の状態を最高潮に維持できるようになっています。

しかし、現代社会とくに食環境には、そのシステムを壊す要素がたくさんあり、多くの人が気づかぬうちに、心身共に不健康になり、能力を落とし、冴《さ》えない毎日を送る羽目に陥っているのです。この状態をリセットできるのは、毎日の食事しかありません。**本書で紹介する「リセットレシピ」とは、まさにこのこと。乱れた体のシステムをリセットし、**

心身の状態を最高潮に維持できるレシピを紹介していきます。

□ メンタルが弱い人は食事の質が悪い

食事の見直しは、メンタルを整えるためにも重要な意味を持ちます。

もしかしたら、あなたは最近、「頭がよく働かない」「気分が沈み込みがち」「不安が先行する」「イライラする」「疲れが取れない」など、ちょっとした心身の不調を感じているかもしれません。

あるいは、ビジネスの成果が思わしくないことに悩んでいるかもしれません。

それは、仕事内容のせいでも、周囲のせいでもありません。原因は、あなたの食事にあると私は考えています。

私はかつて専門家として、自分のメンタルの弱さに悩むさまざまな人たちと対峙《たいじ》してきました。そこで痛感したのが、メンタルが弱い人は基本的な生活力が弱いということです。なかでも「食事能力が低い」と感じられる人が多勢いることに驚きました。

私たちは、単純にお腹が減ったからとか、美味しそうなものが目の前にあるから食事をするのではありません。より良く生きるために食べるのです。

□ 仕事の成果を上げる食事戦略

「体は食べたものからできている」と、昔からよく言われます。実際に、内臓も血液も脳細胞も……全部、食べたもので構成され、食べたものによって動いています。

質の高い食事を摂れば、その人自身もその人の活動も質の高いものになり、質の低い食事でよしとしていれば、人生すべてがそれまでなのです。

グーグルに代表されるような一流グローバル企業は、とっくにそこに気づいており、野菜などの健康的な食材を社員に配ったり、自由に良い食事が作れるような社内キッチンを整備したりしています。

こうしたコストを支払っても、社員にコンビニで買ってきたものや、ファストフード、ラーメンなどを食べられることを考えたら、おつりがくると彼らは知っているのです。

□ 「カロリーの質」にこだわれ

本書でたびたび登場するのが「カロリーの質」という概念です。**簡単に説明すると、**

「低カロリーで、満腹感があり、かつ高栄養のものを食べろ」ということ。リセットレシピは、すべてカロリーの質が高い食材で構成しています。

私たちが生きるために、1日にどの程度のカロリーを摂取したほうがいいかの目安について、厚生労働省が「日本人の食事摂取基準」という指針を示しています。しかし、私は、その数字をあまりあてにしていません。

カロリーは、その量の多寡よりも、質の善《よ》し悪《あ》しにこだわるべきだと私は考えているのです。

仮に、デスクワークの多いビジネスパーソンAさんが、仕事や日常生活をこなしていくエネルギーを得るためには、1日に2200キロカロリー摂取することが望ましいとしましょう。

そのときに、ただ、2200キロカロリーを摂ればいいというのではなく、そのカロリーがどんな栄養素で構成されているかを考えることが極めて重要です。その内容いかんによって、Aさんの人生はまったく変わってきます。

たとえば、朝食に牛乳1杯（約135キロカロリー）とバタートーストを2枚（約450キロカロリー）、昼食に家系ラーメン（約800キロカロリー）、夕食にカレーライス（約700キロカロリー）を食べ、間食にお菓子やらジュースやら摂っていたら、簡単に2200キロカロリーをオーバーします。

しかしながら、そのカロリーの中身、すなわち含まれる栄養素はお粗末そのもの。野菜があまりにも少ないため、ビタミンやミネラル類がまったく足りません。つまり、量は足りていても、ものすごく質の低いカロリーを摂っていることになります。

ちなみに、マクドナルドのビッグマックセットは約１０７５キロカロリーありますから、１日に2セット食べれば、それだけでほぼAさんの１日分です。

□ なぜ頭がぼーっとし、体もだるいのか

これほど極端でなくとも、多くの人が「とりあえずお腹を満たそう」という発想で食事をしています。

それでも、エネルギーにはなるので、なんとか動き回ることはできています。

でも、それでいいのでしょうか。あなたは、動けていれば満足でしょうか。そんなはずはありませんよね。

営業スタッフなら、ただ営業活動ができればいいのではなく、若々しい振る舞いとタフなメンタルで顧客と相対し、頭をフル回転させ優れた提案をし、契約が取れてナンボで

しょう。つまり、あなたは、高い集中力と、強い心と、老けない身体を手に入れ、日々を輝かせたいはずです。

だったら、食事をリセットしなければなりません。

ちょっと教科書的な話をすると、糖質、タンパク質、脂質を「三大栄養素」と呼び、そこにビタミンとミネラルを加えて「五大栄養素」と言います。

詳しくは後述しますが、リセットレシピでは、ビタミンやミネラルが豊富な野菜を最優先にし、次にタンパク質を重視しています。ところが、加工品やファストフード、コンビニ弁当など、多くの人が口にしているものは、糖質や質の悪い油が多く、ビタミンやミネラル、良質のタンパク質が圧倒的に不足しているのです。

私がビタミンやミネラルといった栄養素にこだわるのは、それが「代謝」に必要不可欠だからです。私たちの体は、代謝という作業がパーフェクトに行われて、はじめてその機能が最大に発揮されます。

食事から摂ったタンパク質はアミノ酸に、脂質は脂肪酸とグリセリンに、糖質はブドウ糖に分解され、それぞれの働きをするわけですが、そのためには、補酵素としてのビタミンB群が必須です。つまり、**ビタミンが足りない食事をしていたら、いくらカロリーは摂っていても、体はだるいし、ぼーっとするし、やる気も起きないし……となるわけです。**

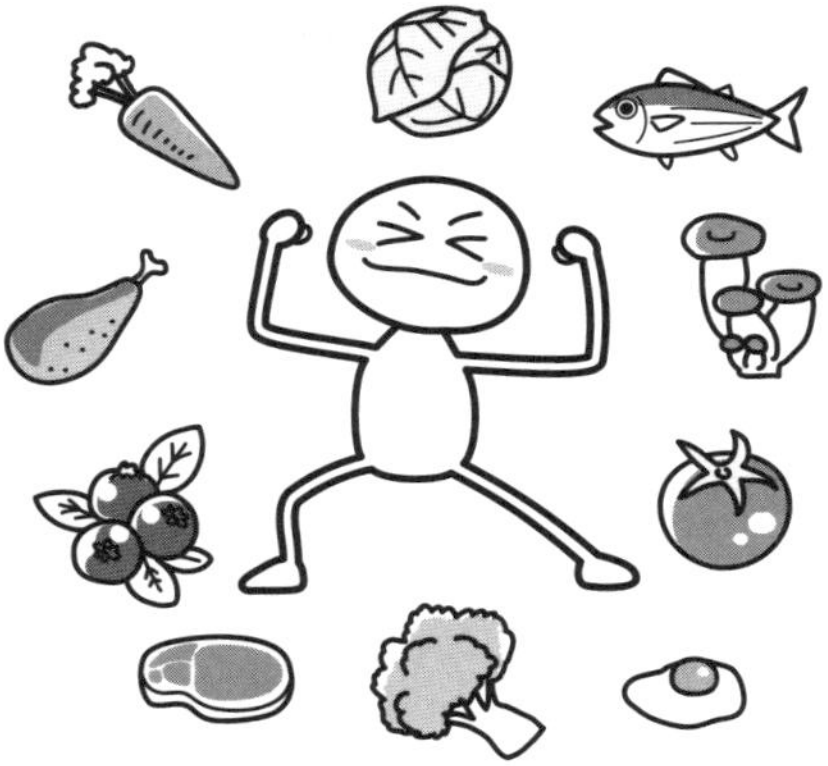

いつも元気な人の
食生活

- 野菜５割
- タンパク質３割
- 脂質と
  フルーツ２割

いつもヘトヘトな人の
食生活

- 超加工品
- 悪い油
- 精製糖

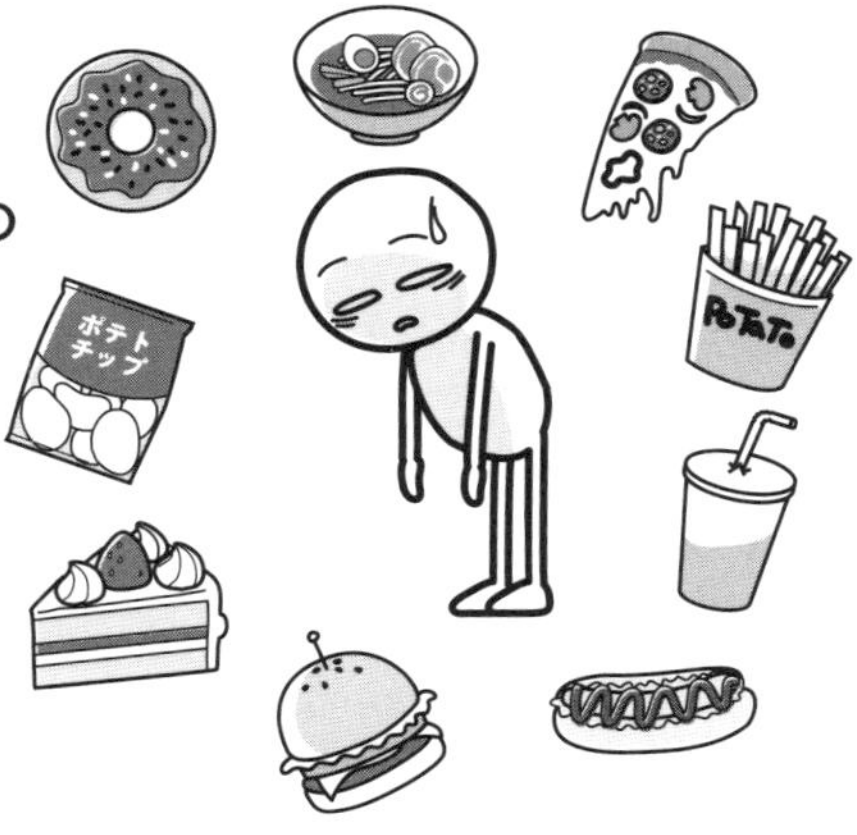

□ 体脂肪が燃えやすく、体重が落ちやすくなる食べ方

逆に、カロリーの質を高めていけたら、確実に調子が上がっていきます。

具体的には、ホルモンのバランスがとれてメンタルが安定します。

頭の回転が良くなり、集中力が増します。

周囲からの評価も上がり、セルフイメージもアップします。

まさに、いいことずくめです。

また、**同じカロリーであっても、その質が高いと体脂肪が燃えやすく、体重が落ちることがわかっています。**

フロリダ大学食品科学・人間栄養学部および統計学部のジェームズ・W・クリーガーらが行った研究では、同じカロリーに制限した場合、カロリーの質が高いグループはカロリーの質が低いグループと比較して、12週間平均で約6・5キロも体重が減ったという報告がなされています。加えて、体脂肪率の減少が約3・6％、脂肪量の減少が約5・6キロという結果が出たそうです。

ダイエットで大事なのは、単純に体重を落とすことだけでなく、それによって体の組織

がどう変化するかです。もちろん、筋肉は減らずに体脂肪が減ることで体重が落ちるのが望ましいわけです。

この研究は、カロリーの質が高い食事を摂ることの重要性を如実に示していると言えるでしょう。

□ 食生活を改善させる3ステップ

あなたの今の食生活が「質の悪いカロリー」で構成されていたとします。それでも心配することはありません。次のような3ステップで、少しずつ食生活を改善することをおすすめします。

ステップ1 爆食した翌日の食事を「リセットレシピ」に置き換える（1章）

ステップ2 「カロリーの質が高い食材」「カロリーの質が低い食材」を把握し、徐々に「カロリーの質が高い食材」を食べる割合を増やしていく（2章）

ステップ3 自分に必要なカロリーを把握して、リセットレシピを取り入れながら、1週間単位でざっくり摂取カロリーの調整をする（2章、3章）

この3つを頭と体に覚えさせれば、ライフスタイルが変わっても、一生健康的な食生活をキープすることができます。

□ エビデンスを正しく生かす

私が最もバカげていると感じるのは、エビデンスのない方法論に左右されながら暮らすことです。

たとえば、チョコレートに関して、世界中でさまざまな研究がなされています。

そのなかで以前、「ダークチョコレートには痩せる効果がある」という2人のドイツ人ジャーナリストの研究論文が大きな話題になり、それを無条件に信じ込んだ人たちを中心に「ダークチョコダイエット」がブームになりました。

ところが、その論文は嘘で、彼らが所属していたはずの研究機関すら存在しないことが明らかになりました。すると、今度は「チョコレートは悪」とばかりに、正反対の方向に振れる人が続出しました。

このどちらも、賢明な態度ではありません。**簡単に騙されてしまうのもいただけませんが、エセではない情報もたくさんあります。エビデンスのある正しい情報は、自分の人生**

に生かすに限ります。

その1つが、愛知学院大学などが、蒲郡《がまごおり》市民を対象に行った研究です。そこでは、45〜69歳の男性123名、女性224名に、カカオ分72％のチョコレートを1日25グラムずつ4週間摂取してもらい、健康状態を観察しました。

その結果、チョコレートを摂取すると、脳にとっての重要な栄養分「BDNF（脳由来神経栄養因子）」の血中濃度が上昇することがわかったそうです。

また、動脈硬化の検査などに使われる炎症指標と酸化ストレス指標が下がり、血圧やコレステロール値が改善し、主観的評価としては、肉体的にも精神的にも活動的になったという変化が報告されています。

なお、この研究に参加した人たちについて、チョコレート摂取による体重増加はなかったとのことでした。

こうした報告からわかるのは、単純にチョコレートは良いか悪いかを決めるのではなく、「どういうチョコレートをどれだけの分量を食べればいいか」という正しい知見が非常に重要だということです。

もちろん、それはチョコレートに限らず、あらゆる食材にあてはまります。

本書で紹介する普遍的な考え方が軸にあれば、新しい情報が出てきても、それに右往左往させられるのではなく、知識を正しくアップデートしていけることでしょう。

□ 短時間で最大の効果を上げる

1章のリセットレシピはもちろん、2章以降に解説するメソッドも、科学的な知見に基づいたものです。1章はレシピの通りに作ればいいだけですが、2章以降は曖昧な表現ではなく具体的な数値を使った「計算法」も出てきます。

これまで「カロリー計算」とか「三大栄養素・五大栄養素」などという言葉と無縁だった人は、2章に突入したとたん、ちょっと戸惑うかもしれません。

しかし、そうした戸惑いこそ、新しい世界を開いている証左だと思って、どうか楽しんでください。やっているうちに、どんどん面白くなり、やがてはハマること確実です。

なぜなら、このメソッドは、あなたを裏切らないからです。あなたが10のことについて理解すれば、必ず10の結果がついてきます。そして、理解のスピードは加速度的に上がっていきます。

また、効率にこだわり、「いらぬ努力」はさせません。忙しいビジネスパーソンがすぐに取り組めるよう、短時間で最大の効果を上げていくことを目指しています。

本書では、カロリーや重量などについて正確なデータを提供していきますが、それに縛られて身動きが取れなくなるような愚かなことはしません。

私は、最も摂取が推奨される野菜や果物について、「拳《こぶし》1個分」といった表現をよく使います。たとえば、ほうれん草1束をぎゅっとまとめると（あるいはおひたしにすると）、だいたい拳1個分です。

漠然と「野菜をもっと食べなくちゃ」と考えるのではなく、その拳1個を次には2個に、さらに3個に……と増やしていくのが、結果に繋がる合理的なやり方です。

まずは難しいことは考えずに、1章のレシピを作って食べてみてください。そのうえで2章以降を読めば、あなたの食生活がガラリと変わることでしょう。

一から計算しなくて済むような、栄養素の便利な一覧表も掲載します。

そうしたものを活用しながら、賢く組み合わせていけば、あなたにとって最高の食事がいとも簡単に出来上がります。

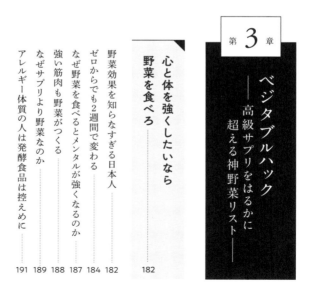

第3章

ベジタブルハック
――高級サプリをはるかに超える神野菜リスト――

※本書では、食事制限が必要なメソッドやレシピを多数紹介しています。持病がある方や、体調に不安がある方などは、医師と相談のうえ行ってください。

本書の使い方

この本は１章が実践編「リセットレシピ」。２章と３章が理論編「科学的にリセットレシピと食事術を解説する読み物」で構成されています。目的に合わせて本書の知識を使い倒しましょう。

前日の爆食をチャラにしたい　*即効性*

翌日の食事を１章のリセットレシピに置き換える。難しいことは考えずに、好きなリセットレシピを作って食べれば罪悪感も帳消し

減量したい　*ダイエット*

2〜3日の間、３食できるだけ１章のリセットレシピに置き換える。カロリーが極端に低いため、ずっと続けるのではなく必ず期間を区切ること

＊持病がある方や、体調に不安がある方などは、医師と相談のうえ行ってください

だらしない体になりたくない　*日常使い*

自分に必要な摂取カロリーを計算して（P 139参照）、カロリー調整に１章のリセットレシピを取り入れる。調整にはスープや作り置きも便利

心身を整えたい　*目的別*

３章の食材別の効能（P 210、P 219、P 247）より、「メンタルを強くする食材」など自分に必要な食材を把握し、インデックス（P 250）からレシピ検索する

理想の食生活を把握したい　*一生もの*

２章の「理想の食材リスト作りワーク」（P 158参照）に取り組む。一度作れば、生活や体形に合わせて調整をしながら、一生ものの食事術が身につく

第1章

リセットレシピ

――昨日の爆食がチャラになる――

ＤａｉＧｏを変えた「リセットレシピ」
〜料理研究家・つっしー〜

□ 頭も体も食べたものでできている

ＤａｉＧｏは私のことを「自分の専属料理人」だと紹介してくれていました。正確には、料理アドバイザーと言ったほうが近いかもしれません。なぜなら、彼は私の考えたレシピに従って、自分で料理をしてきましたから。

私は長くバーテンダーをしていたものの、飲食店の厨房《ちゅうぼう》で調理の仕事に携わったことは一度もありません。それゆえに、自由な発想で数々のレシピを生み出してきました。

たとえば、野菜の皮はまずむきません。そのほうが美味しいし、栄養価も高いからです。面倒な調理工程はできるだけ省き、ざっくり簡単に仕上げています。電子レンジのような便利機器も活用し、手を抜けるところは抜きまくります。

ただし、**頭と体の健康にだけはこだわっています。食べたものと心身の健康は直結して**

いるというのが、私の考えだからです。

つまり、私のレシピは、レストランでお金を取って出すには不向きかもしれないけれど、毎日食べる家庭料理としては最高（のはず）。そこを彼は気に入ってくれているんだろうと思います。

□ リセットレシピはこうして生まれた

そんなＤａｉＧｏから、ある日、リクエストされました。

「**つっしー、前日に外食で爆食してもチャラにできるレシピを考えてよ**」と。

彼は、普段から厳しく自分の心身をコントロールしています。でも、仕事柄どうしても外食が多くなり、爆食してしまうこともままあります。だから、その翌日に食べるのに適したレシピを考案してくれというのです。

そこで、私が完成させたのが、これから紹介する「リセットレシピ」です。

ＤａｉＧｏとは、二十歳になったばかりの頃から、居酒屋で一緒に飲み食いしており、彼の食生活は熟知しています。その私から見ても、リセットレシピを取り入れるようになって、明らかに彼の体は変わりました。

みなさんも、ＤａｉＧｏになったつもりで取り組んでみてください。そして、彼と同様の変化を手にしてください。

もし、「自分はさほど外食していない」と考えているようなら、ちょっと振り返ってみましょう。最近、ウーバーイーツやキッチンカーのテイクアウトを利用したり、コンビニやスーパーのお弁当や惣菜《そうざい》を口にしたりしていませんでしたか？

それは、自宅で食べていても、内容としては外食そのものなのです。

こうして、**「自炊以外の高カロリーの食事」を日常的に摂る機会が増えたのが現代人。ＤａｉＧｏ愛用のリセットレシピで、心身の健康を取り戻しましょう。**

□ リセットレシピの取り入れ方

2章でＤａｉＧｏが詳しく説明しますが、リセットレシピを貫く理論は「カロリーの質を高く保つ」というものです。具体的には、カロリー自体は低く抑えたなかで、栄養価や食事の満足度を上げていきます。

それによって、**減量効果が得られるのはもちろん、だらしないボディにおさらばし、引き締まった体が手に入ります。**

また、低カロリーでも栄養価が高いものを食べるので、**疲れにくくなり、集中力が増し、メンタルが安定します。**

やり方は簡単。前日爆食してしまったら、翌日の食事をリセットレシピに置き換えればOKです。すると、太らずに体重をキープできます。

今よりも痩せたいのなら、3日間リセットレシピで献立を組んでみてください。それだけで確実に痩せていきます。

ただし、ダイエットのために取り入れるとしても、3食すべてリセットレシピとする場合は、必ず3日で一度ストップしてください。リセットレシピは、満腹感が得られるのにダイエット効果があるため、長く続けたくなってしまいがちです。でも、長く続ければ摂取カロリーが低くなりすぎてしまいます。

もちろん、日々の健康維持のために、1日に1食だけリセットレシピに置き換えるなどの使い方をするのはいいでしょう。

たとえば、お昼は外食になりがちなビジネスパーソンが、夕食にリセットレシピを取り入れれば、栄養バランスの調整にも役立ちます。

□ 料理したことがない人でも作れる

本章では、まったくの料理初心者でも戸惑わないよう、「少々」などという表現は極力避け、具体的な分量を示していきます。でも、慣れたら目分量で大丈夫です。実際にやっているうちに、分量についても味付けについても感覚的に身についていきますから、やがてレシピなんて見なくても作れるようになるでしょう。

カロリー調整に関しても、ガチガチに考える必要はありません。1日単位ではなく1週間単位で調整していけば充分です。むしろ、ガチガチに考えると行き詰まって失敗します。

気楽に始めて、やがてその面白さにハマって、ついには自分の心身を完全にコントロールできる食の達人になるのがこのメソッドです。

まずは、爆食の翌日の食事をリセットレシピに置き換え、その効果を実感してください。

リセットレシピ一覧

つっしーが本当におすすめする50レシピを厳選。すべてのレシピが「質の高いカロリー」でできています。どれでも好きなものを作ってください。

とにかく野菜7品 P33〜38
最優先すべきは野菜。最初は1日400ｇ以上を目標に。心と体が強くなる

作り置き4品 P39〜42
冷蔵庫に常備して小腹がすいたときのおやつ代わりに。腸内環境を整える

きのこたっぷり2品 P43〜44
1日18ｇ食べるor週に1度のきのこ祭り推奨（P205参照）。免疫力アップ＆炎症予防

ダイエット8品 P45〜52
減量中の食事とは思えない満足感。低カロリー食材で食べて痩せる

ガッツリ飯3品 P53〜55
ダイエット中のお楽しみに。ダイエット中に避けがちなメニューも食べられる

スープ3品 P56〜58
サプリを飲むならスープを飲め。スープ1杯に栄養をぎゅっと凝縮

タンパク質12品 P59〜70
タンパク質は「体重×1.6〜2.0」グラム摂取が基本（P149参照）

炊飯器2品 P71〜72
ボタン1つで作れる炊飯器活用レシピ。料理初心者でも失敗しない
※メーカーによって調理NGのものがあるので注意

低温調理4品 P73〜76
「低温調理器」のレシピ。Yoranoやアイリスオーヤマなどで安く買える

重ね煮3品 P77〜79
野菜を調味料として使う。普段の料理を圧倒的に楽にする重ね煮

デザート2品 P80
ダイエット中でも食べられる低カロリーデザート。美肌に効く

リセットレシピを作る前に

多くのレシピは家にある調理器具、スーパーにある食材で作ることが可能。下記を知っておくと、より美味しく作れます。

● **電子レンジ**

電子レンジを使うと初心者でも簡単に作れる。本書ではすべて600Wを使用。記載されている時間は目安なので、火が通っていなかったら、追加で10秒加熱する。まだなら、さらに10秒と様子を見る

● **フードプロセッサー**

フードプロセッサーを使うレシピは、包丁でみじん切りをしても作れる。ただ、最近は100円ショップなどでも買えるので、一台あると調理がラクになり、野菜がもりもり食べられるようになる

● **チキンストック**

レシピにたびたび登場するチキンストックとは、チキンベースのスープのもと。リセットレシピでは液体タイプを使用している。コストコやAmazonで買えるカークランドシグネチャーの「オーガニックチキンストック」がおすすめ

● **和風だしパック**

和風だしパックはシマヤの「だしてんねん」を使用。食塩、調味料（アミノ酸等）が添加されていないのが特徴。別のメーカーのものを使う場合も、袋に記載の原材料名を見て、できるだけシンプルなものを選ぶ。また、だしパックの中身を使うレシピもあるが、メーカーによってはNGとされている場合もあるので各メーカーの注意書きの通りにする

● **材料**

冷凍野菜や冷凍ブルーベリー、カット野菜、シーフードミックス、さば缶など、便利食材も上手に取り入れる。仕事で夜遅く帰る人は、コンビニでも調達できるので、無理なくリセットレシピが作れるようになる

● **トッピング**

トッピングは材料に入れていないものもある。パプリカパウダーやピンクペッパーなど、スパイスはなくても充分美味しく作れる。こだわりたい場合も、スーパーのスパイスコーナーで一通り揃う

● **分量や重さ・注意事項**

- 小さじ1＝5ml、大さじ1＝15ml
- 食材の重量は目安を掲載
- 味つけや加熱時間は、使っているメーカーによっても異なるので、あくまでも目安として考え、味見をしたり、様子を見て加減する
- フライパンなどでの加熱調理の際は、お持ちの調理器具のメーカーの注意書きに従い、油をひくかは判断する

カロリー325kcal　タンパク質23.9g　脂質9.0g

最強のダイエット食 キャベツのあんかけサラダ

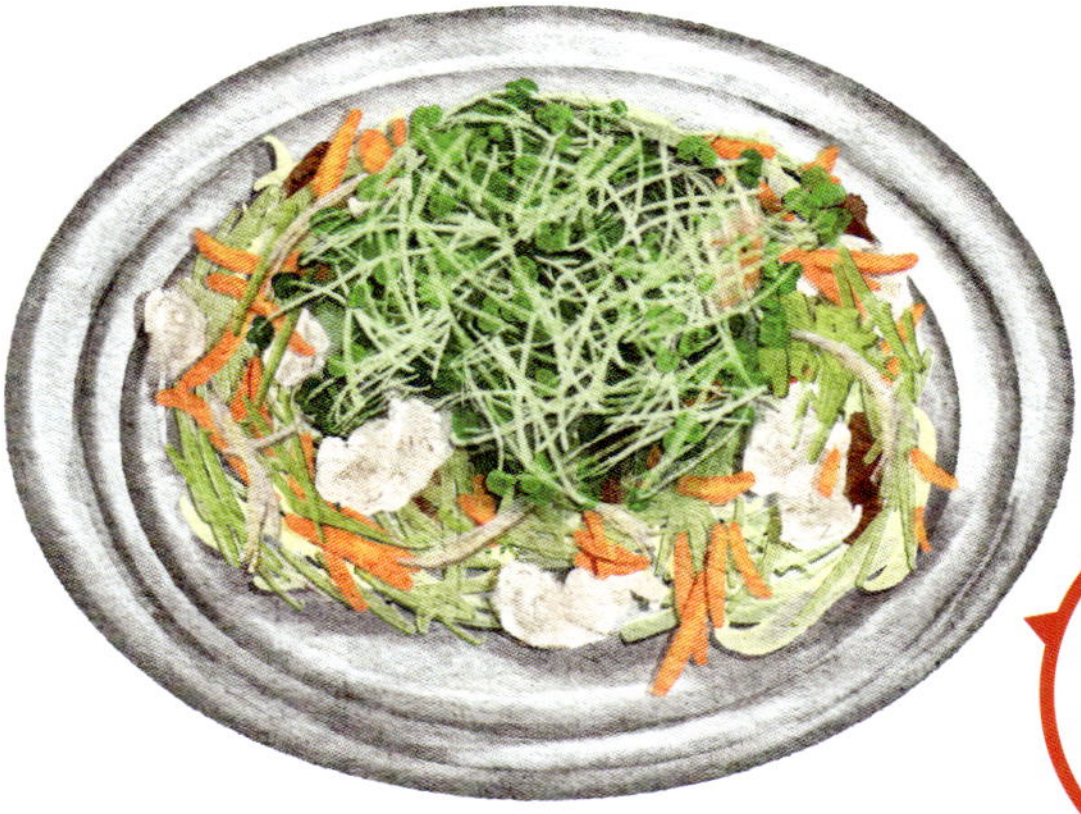

POINT

鶏つくね（P73参照）100g程度をのせると、タンパク質量アップ

材料（2～3人分）

豆腐（木綿）……1/2丁（150g）
にんじん……2/3本（100g）
しいたけ……1/2袋（50g）
もやし……1/2袋（100g）
★チキンストック（液体／P32参照）……300ml
★塩……小さじ1
片栗粉……大さじ1
水……大さじ1
キャベツ（せん切り）……1/2個（500g）分
ブロッコリースプラウト（なければカイワレ）……20g
ブラックペッパー……好みで

作り方

1 しいたけは薄切り、にんじんはせん切りにする。片栗粉は水で溶いておく。

2 鍋にもやし、にんじん、しいたけ、★を入れ、豆腐を手でひと口大に崩しながら加え、ふたをして中火にかける。沸騰したら弱めの中火で5分ほど加熱する。

3 火を止め、2度に分けて水溶き片栗粉を加えて混ぜる（水溶き片栗粉は固まりやすいので、鍋に入れる直前にも混ぜる）。

4 皿にキャベツを盛り、3をかける。好みでブラックペッパーをかけ、ブロッコリースプラウトをのせる。

カロリー560kcal タンパク質93.9g 脂質12.7g

痩せる！巻かない チキンロールキャベツ

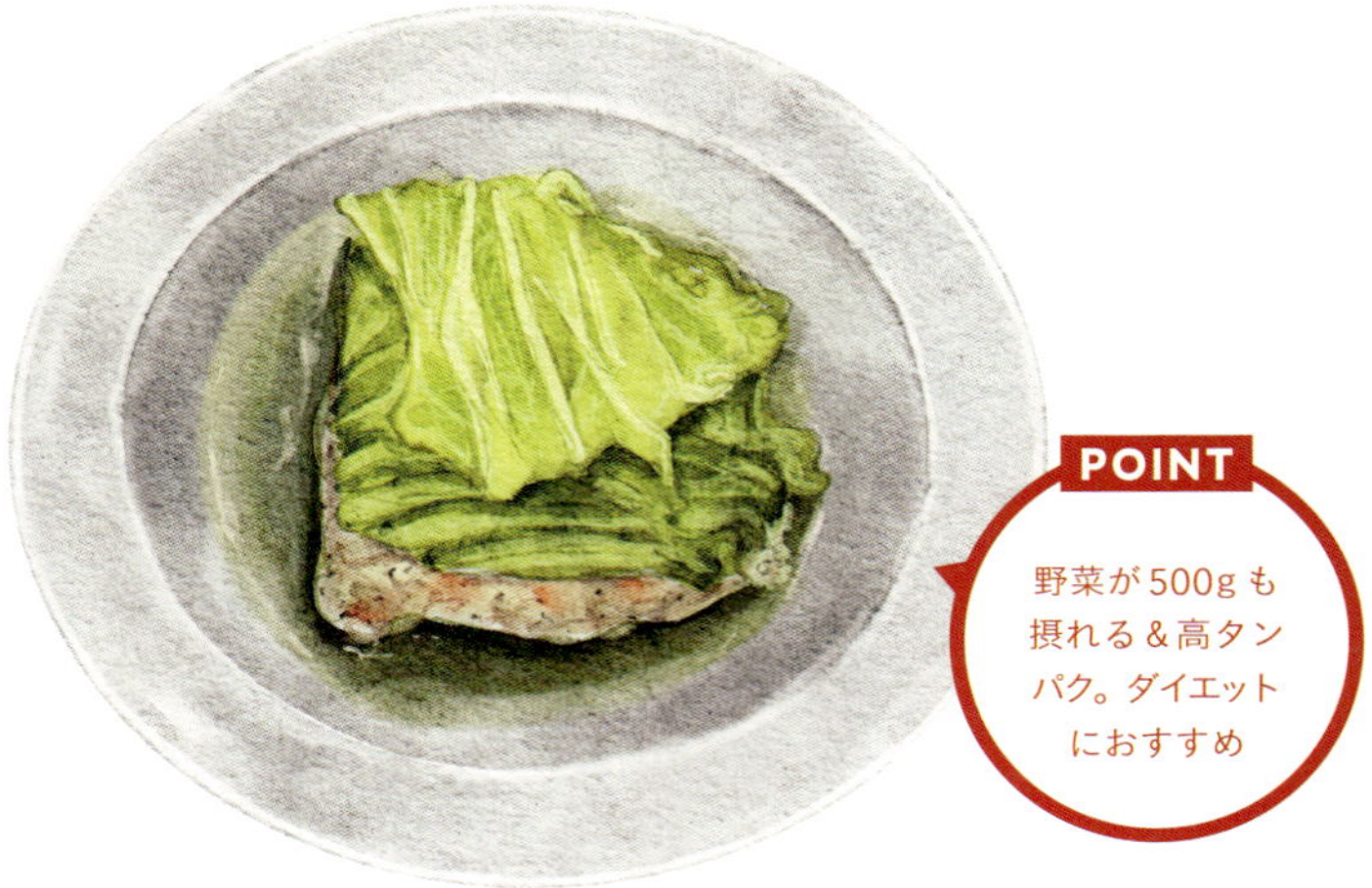
POINT
野菜が500gも
摂れる＆高タン
パク。ダイエット
におすすめ

材料（2～3人分）

- 鶏むね肉（皮なし）……300g
- 卵……1個
- ブロッコリー……小房4個（50g）
- ミニトマト……2～3個（50g）
- にんじん……1/3本（50g）
- 好みのきのこ……1/2パック（50g）
- キャベツ……1/4個（300g）
- チキンストック（液体／P32参照）……200ml
- ★プロテイン（好みで／なくても作れる）……10g
- ★塩……小さじ1

作り方

1 ブロッコリー、ミニトマト、にんじん、きのこ、鶏むね肉は、フードプロセッサーに入れやすいサイズに切る。卵、★と一緒にフードプロセッサーに入れて攪拌する。

2 深めのフライパンか大きめの鍋にキャベツ100g程度をしく。中央に1をのせ、肉にふたをするように、残りのキャベツを上からのせる。

3 チキンストックを注ぎ、ふたをして、強火にかける。沸騰したら弱火にして、肉に火が通るまで30分ほど加熱する。

カロリー228kcal　タンパク質2.1g　脂質18.3g

体を整える
作り置きキャロットラペ

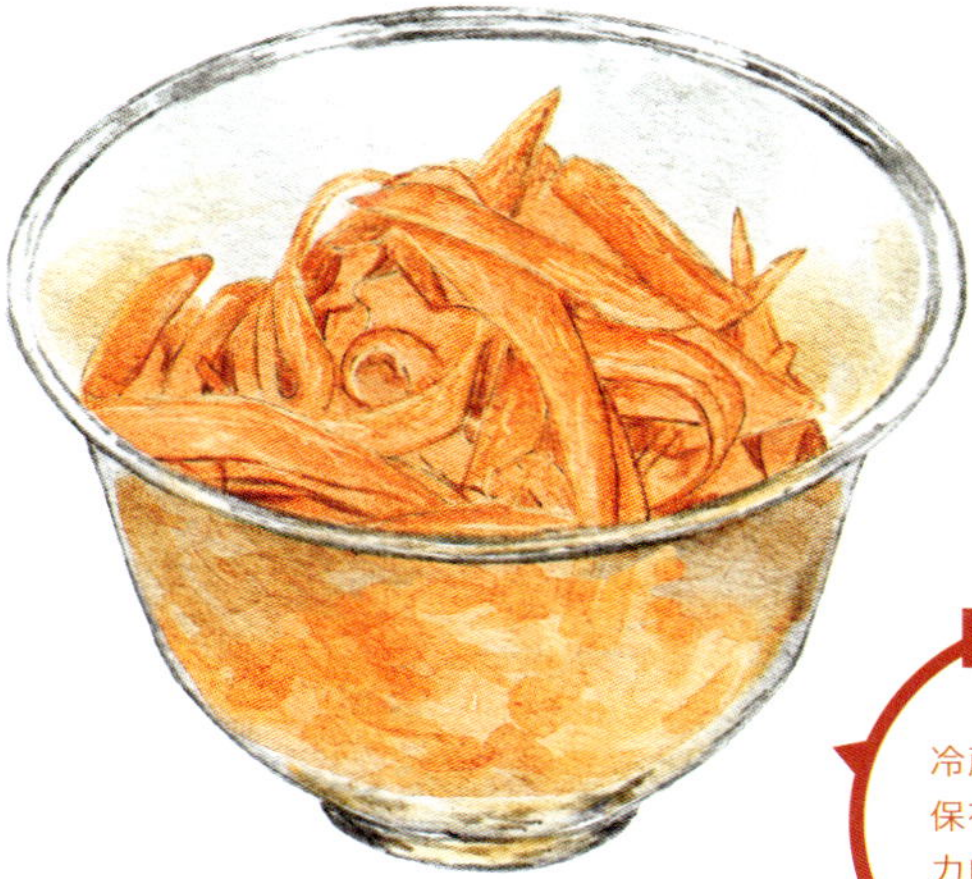

POINT

冷蔵で２〜３日保存可能。免疫力向上から美肌まで期待できる

材料（2〜3人分）

にんじん	1本(150g)
塩	小さじ1/4
★レモン汁	小さじ2
★マスタード	小さじ1
★はちみつ	少々(1g)
★オリーブオイル	大さじ1
くるみ	2個(5g)

作り方

1 にんじんはせん切りにし、ボウルに入れる。塩を加え、手でよくもみ込んでから、4〜5分おいておく。

2 ★は小さめのボウルに入れて全体を混ぜる。さらにぴっちりとラップをし、ふってよく混ぜる。くるみは粗く砕く。

3 にんじんの水けを手でしっかりとしぼり別のボウルに入れ、2を加えて混ぜる。

カロリー249kcal　タンパク質8.0g　脂質22.8g

注意力を向上させる ほうれん草サラダ

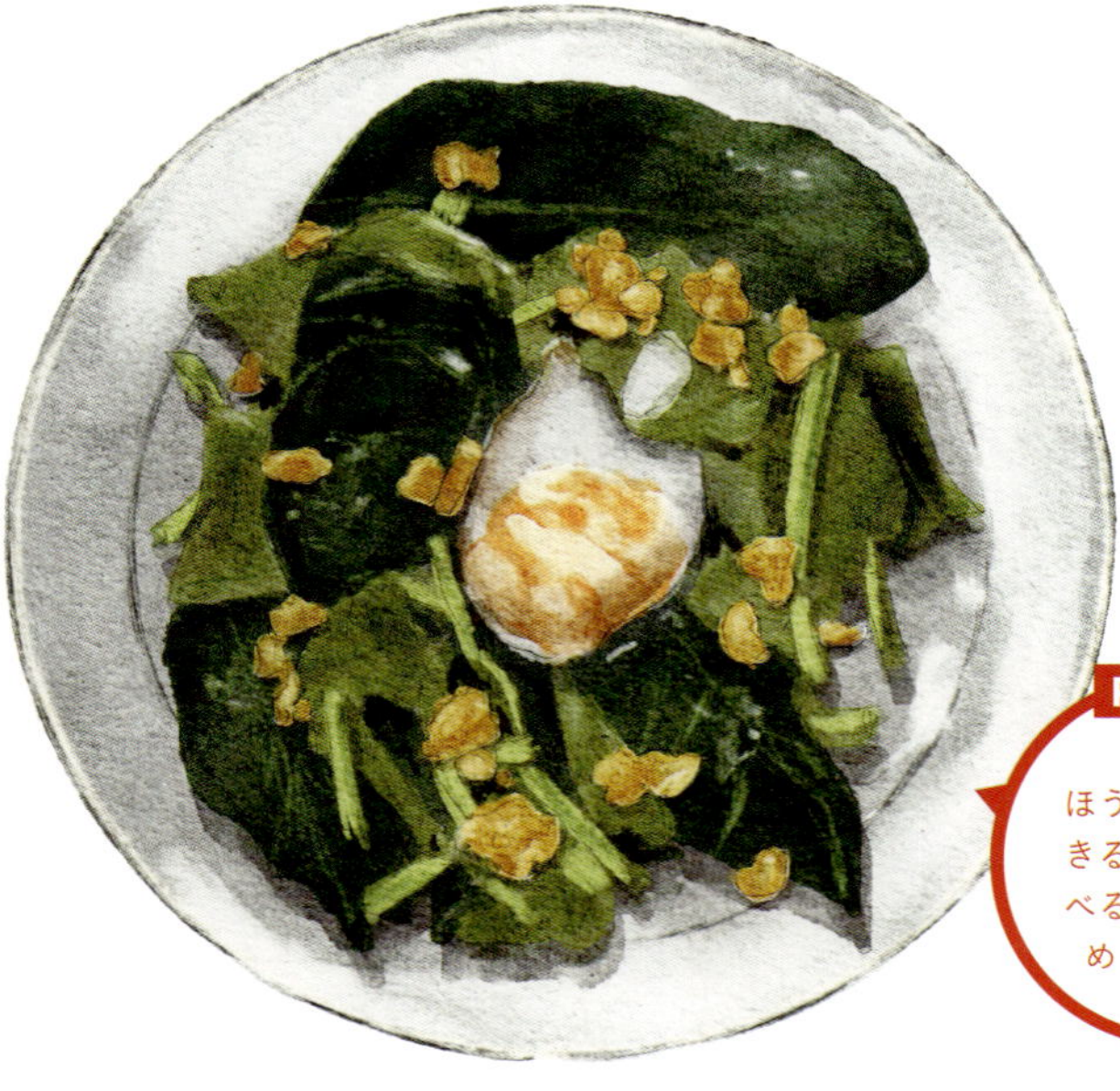

POINT

ほうれん草はできる限り生で食べるのがおすすめ（P233参照）

材料（2人分）

ほうれん草……1〜2株(50g)
温泉卵……1個
くるみ(砕く)……大さじ1/2
★オリーブオイル……大さじ1
★バルサミコ酢（なければりんご酢か酢）……大さじ1/2
★塩……小さじ1/4
★ブラックペッパー……小さじ1/8

作り方

1 ボウルに★を入れ、混ぜてドレッシングを作る。
2 ほうれん草を根元から1本ずつ分け、茎だけ10分ほど水につけてから全体を軽く洗う。5〜7cm長さに切り、皿に盛る。
3 中央に温泉卵をのせ、1のドレッシングとくるみをかける。

カロリー101kcal　タンパク質2.6g　脂質8.1g

きゅうりとヨーグルトの ギリシャ風リフレッシュサラダ

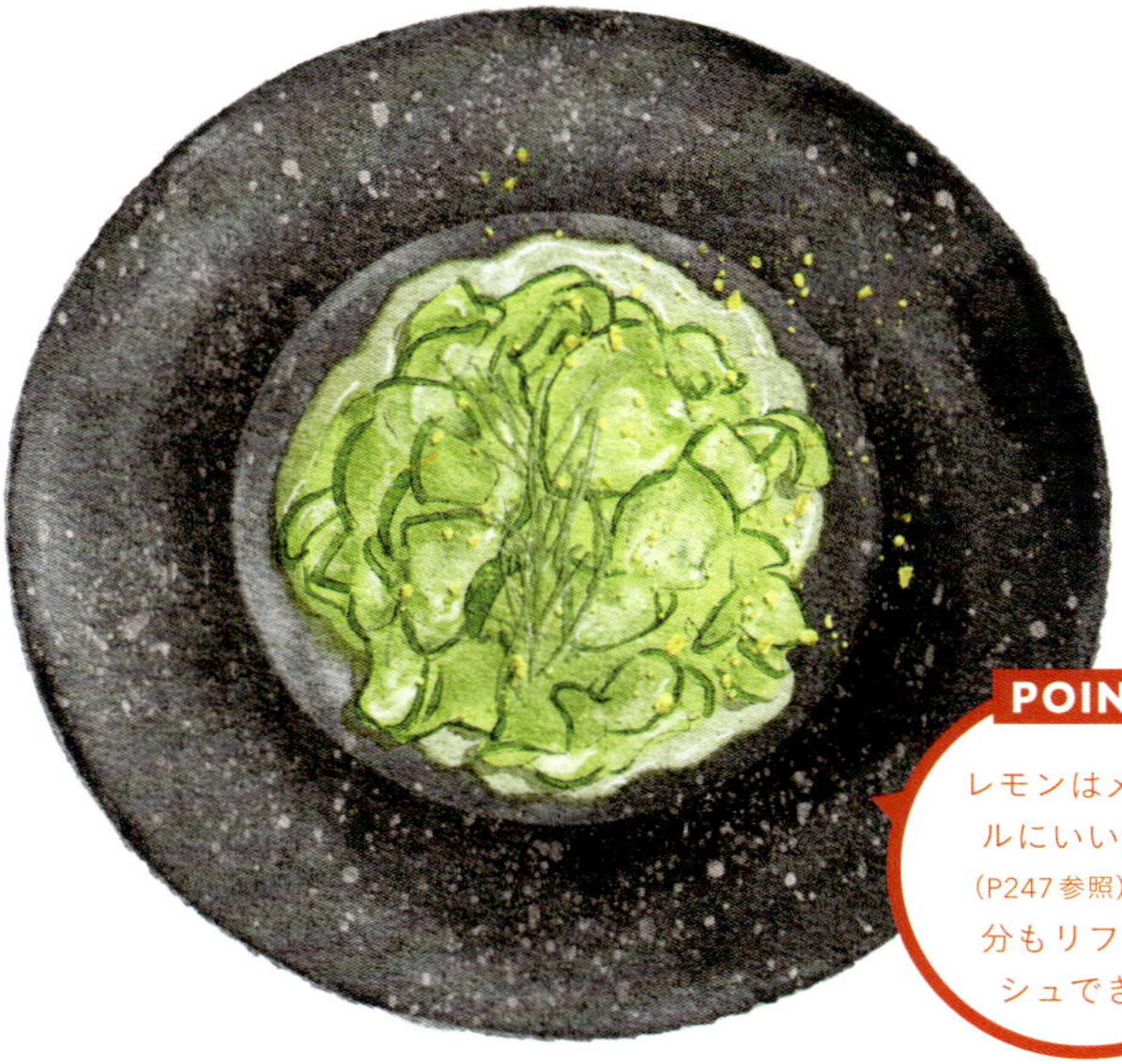

POINT
レモンはメンタルにいい食材(P247参照)。気分もリフレッシュできる

材料（2人分）

きゅうり……1本(150g)
塩……小さじ1/3程度(2g)
★ヨーグルト(無糖)……大さじ2(30g)
★レモン汁……1/4個分(果汁7.5g)
★オリーブオイル……大さじ1/2
ディル……好みで

作り方

1 きゅうりは薄切りにする。塩をもみ込み、15分おいておく。
2 きゅうりは水けをしっかりしぼりボウルに入れ、★を加えて混ぜる。
3 皿に盛り、防カビ剤不使用の国産レモンであれば、白い部分を除き、皮だけ少し削ってかける。好みでディルを添える。

カロリー148kcal タンパク質8.4g 脂質8g

フープロで即作れる抗炎症チョップドサラダ

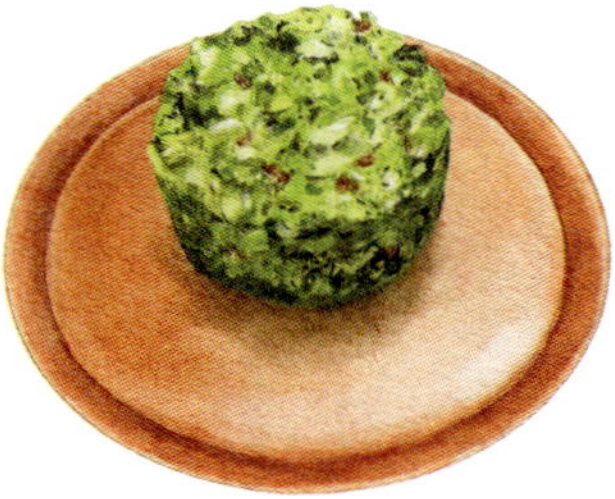

材料（2人分）

ブロッコリー……1/2個（100g）
ほうれん草……1〜2株（50g）
赤玉ねぎ……1/4個（50g）
マッシュルーム……2〜3個（50g）
オリーブオイル……大さじ1/2
ホワイトバルサミコ酢（なければりんご酢）……大さじ1
塩……ひとつまみ（1.5g）

作り方

1 ブロッコリー、ほうれん草、赤玉ねぎはフードプロセッサーに入れやすいサイズに切る。
2 すべての材料をフードプロセッサーに入れ、粗めのみじん切り程度の大きさになるまで攪拌する。

カロリー116kcal タンパク質11.9g 脂質4.5g

即できる低カロリー高栄養食モロヘイヤ納豆

材料（2人分）

モロヘイヤ……1袋（100g）
納豆……1パック
しょうゆ……小さじ1
七味唐辛子……好みで
2％の濃度の塩水……フライパンにたっぷり

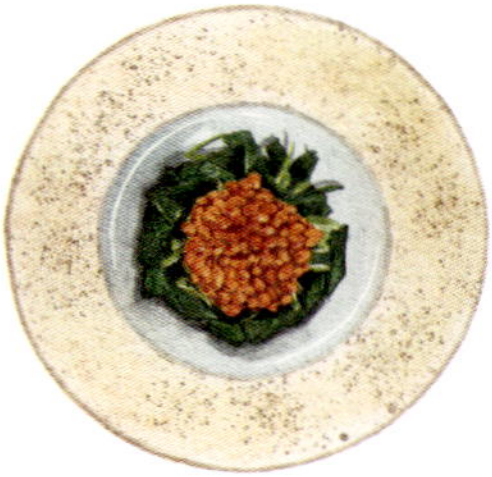

作り方

1 フライパンに塩水を沸騰させ、モロヘイヤを加えて1分ほどゆでる。
2 1を冷水にさらし、粗熱をとった後、キッチンペーパーなどで水けをしっかりとり、ひと口大に切る。
3 納豆はしょうゆを加えてよく混ぜる。
4 皿にモロヘイヤと納豆を盛り、好みで七味唐辛子をふる。

カロリー517kcal　タンパク質36.9g　脂質22.4g

腸内環境改善がはかどる シャキシャキ時短ポテトサラダ

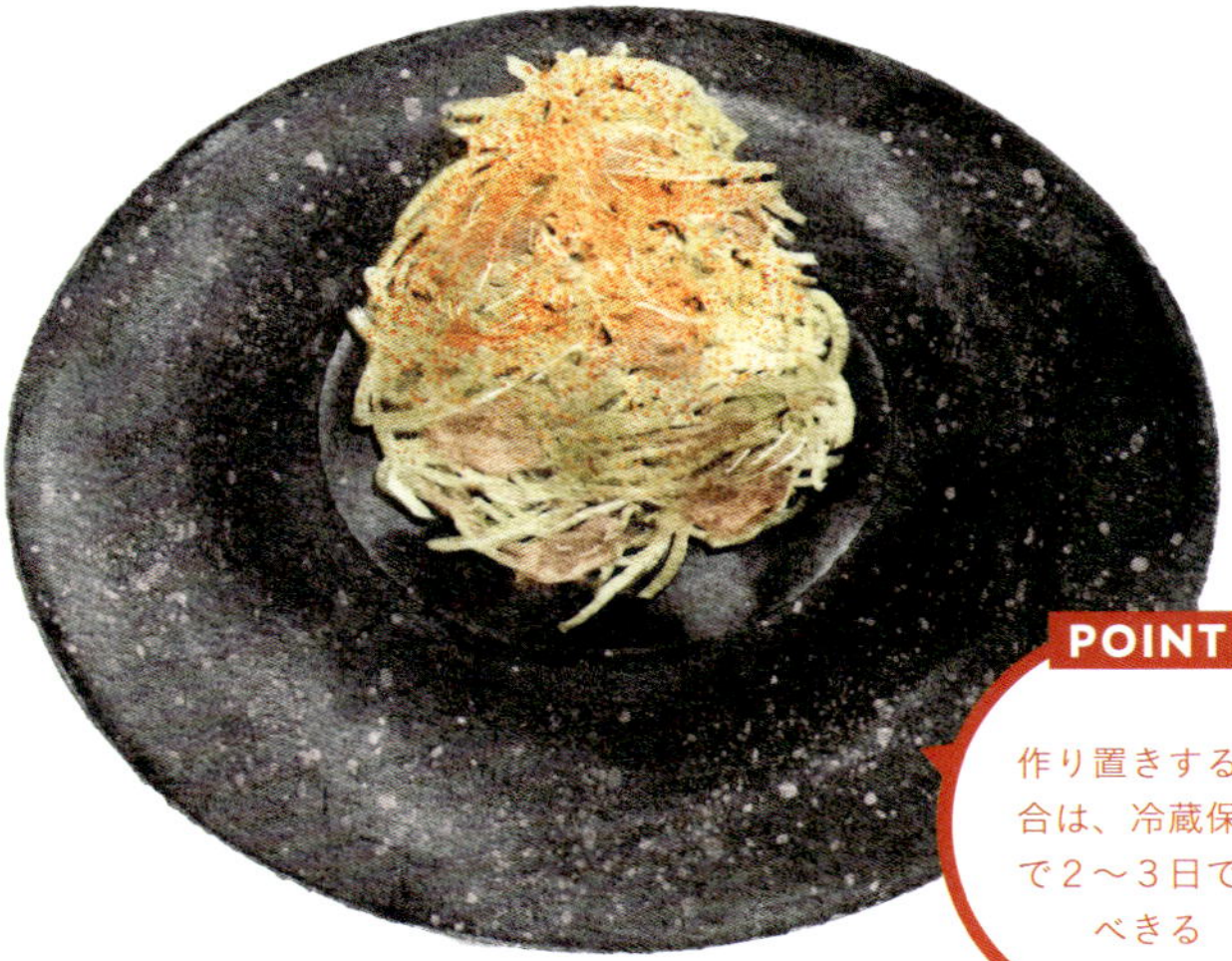

POINT
作り置きする場合は、冷蔵保存で2～3日で食べきる

材料（2～3人分）

- じゃがいも……2～3個(400g)
- さば缶……1缶(固形部140g)
- ★しょうゆ、塩……各小さじ1
- ★ミックスハーブ……小さじ1/2
- ★オリーブオイル……大さじ1/2
- パプリカパウダー……好みで

作り方

1 じゃがいもはせん切りにして、水に5分つける。

2 鍋に湯を沸かし、じゃがいもを2分ゆで、冷水につけて冷ます。

3 じゃがいもを手でぎゅっとしぼって水けをきる。

4 ボウルに★、さば缶の身を入れ、さばを軽くほぐす。

5 じゃがいもを加えてあえ、最後にパプリカパウダーを好みでふりかける。

カロリー28kcal　タンパク質2.3g　脂質0.3g
※カロリーなどは1人分の目安です

腸を鍛えてメンタル強靭
乳酸発酵ピクルス

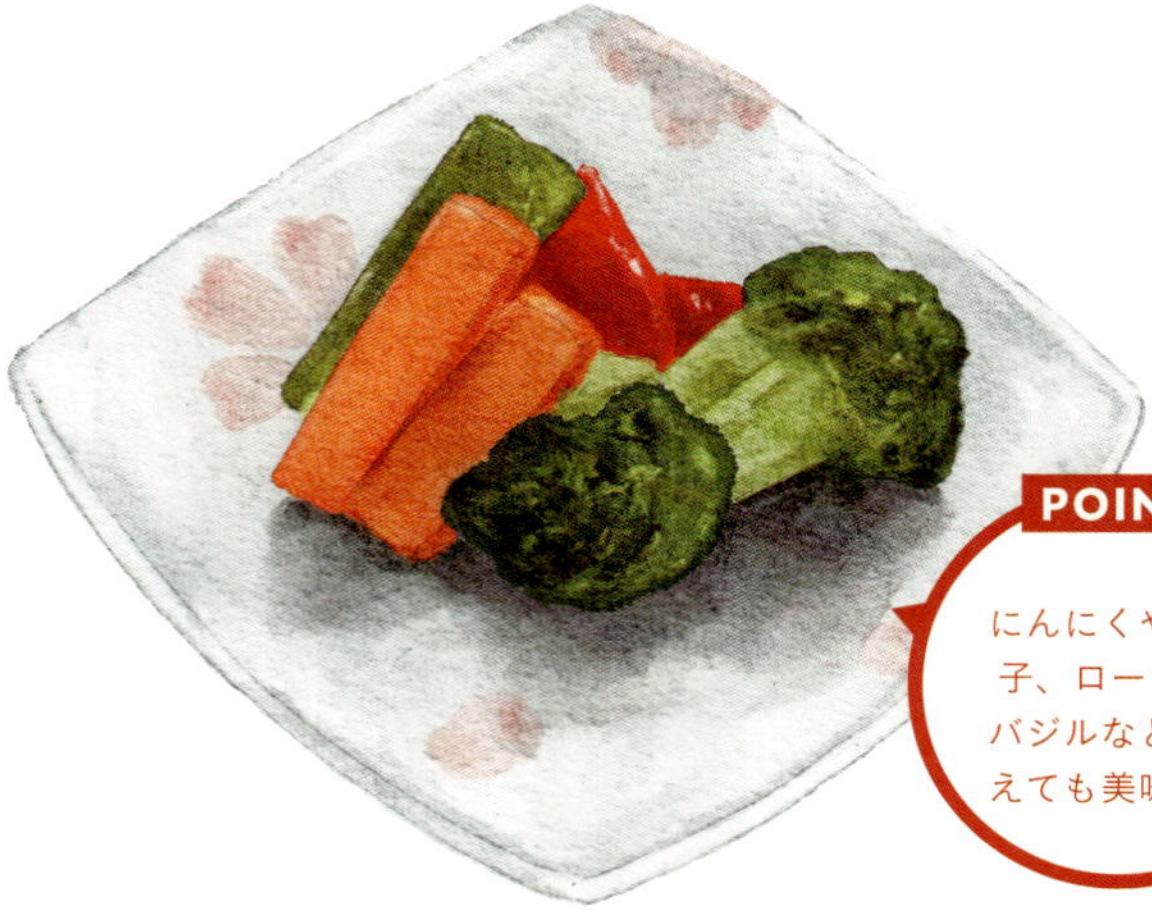

POINT
にんにくや唐辛子、ローリエ、バジルなどを加えても美味しい

材料（作りやすい分量）

野菜（にんじん、ブロッコリー、パプリカ、きゅうりなど）……好みで
2.5〜3％の濃度の塩水……保存容器を満たす量

作り方

1 保存容器をメーカーの説明どおりに煮沸消毒などする。
2 野菜をひと口大に切り、消毒済みの容器に詰める。野菜が浸るように塩水を加え、容器を満たす。空気が入らないように（野菜が塩水からはみ出している部分が少しもないように）ラップですき間をうめ、保存容器を密閉する。
3 常温（夏場は涼しいところ）で最低2日おいて発酵させる。この間、発酵により野菜から気体が発生するため、24時間ごとに開けて気体を外に出す。
4 発酵後は冷蔵庫で保存する。

カロリー134kcal　タンパク質7.8g　脂質0.7g

レンジですぐできる しめじと水菜の煮びたし

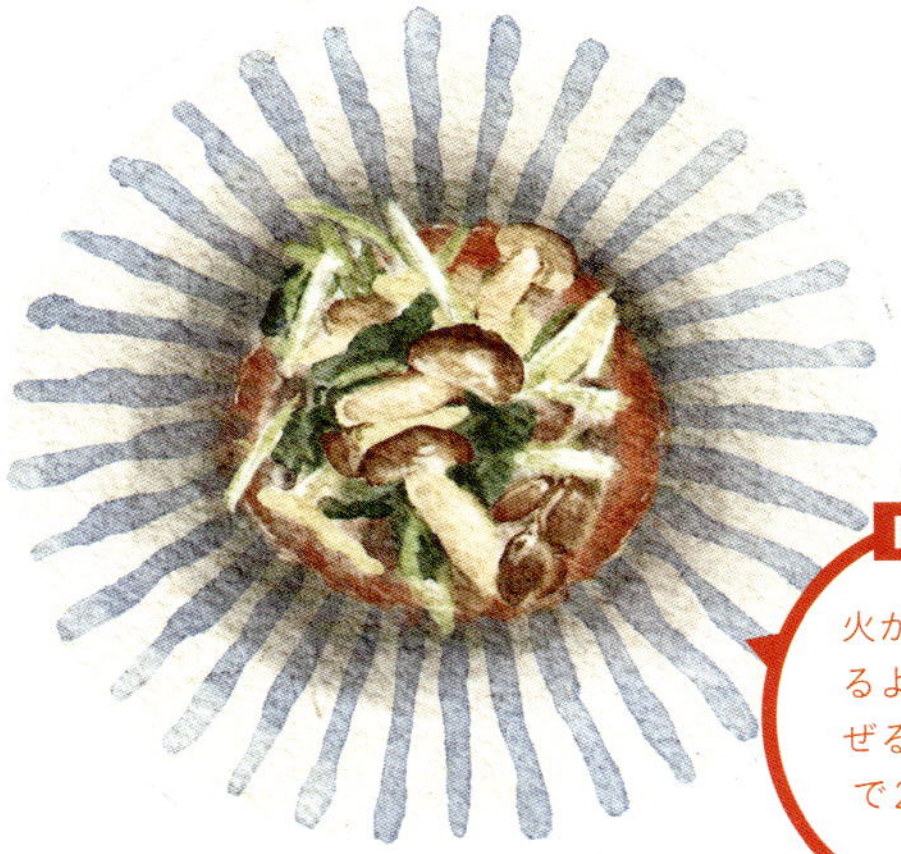

POINT

火がしっかり通るよう途中で混ぜること。冷蔵で2～3日保存可能

材料（2人分）

- 水菜……3/4袋（150g）
- しめじ……1/2袋（100g）
- 和風だしの素（粉末）……小さじ1/2目安（メーカーによって200mlのだし汁がとれる分量にする）
- ★しょうゆ、酒、みりん……各大さじ1
- ★水……100ml

作り方

1 水菜は5cm長さ、しめじは石づきをとってほぐし、耐熱容器に入れる。和風だしを全体にふり、★を加えて混ぜる。

2 少しすき間があくようにふんわりとラップをし、電子レンジで2分加熱する。一度全体を混ぜ、もう一度ラップをして、電子レンジで2分加熱する。

3 しめじがしんなりとし、しっかりと火が通っていることを確認したら、粗熱をとって冷蔵庫で冷やす。

カロリー144kcal　タンパク質7.8g　脂質0.4g

腸内環境が改善する山形だし

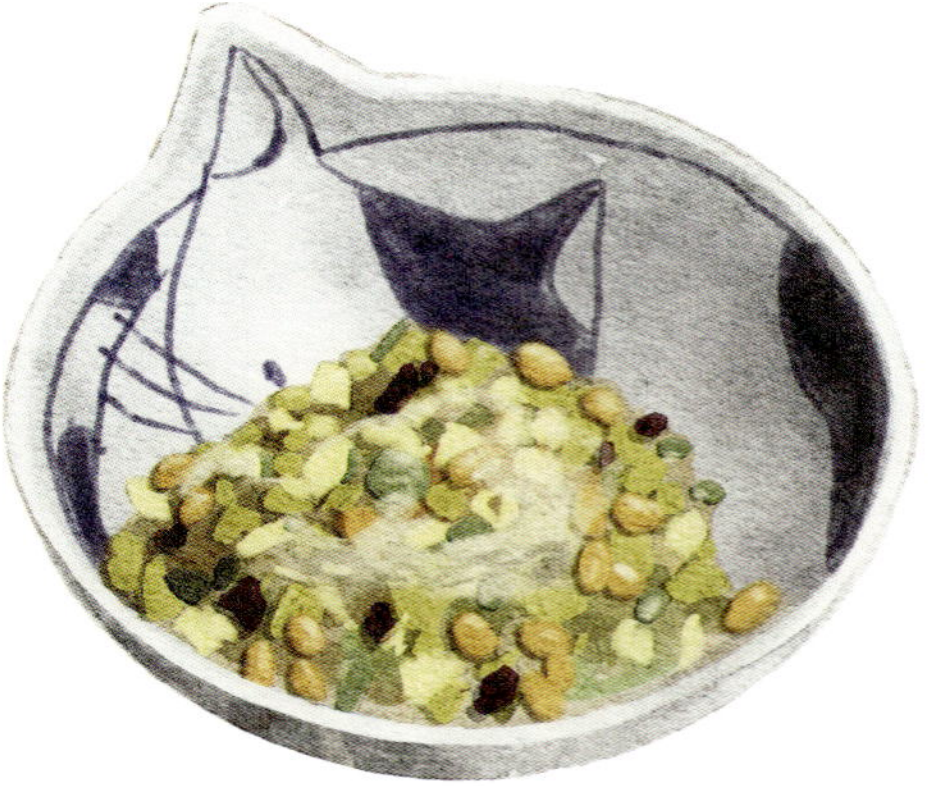

POINT
冷蔵で２～３日保存可能。食べるときは納豆と混ぜるのもおすすめ

材料（作りやすい分量）

オクラ	３本（30g）
なす	１本（100g）
きゅうり	１本（100g）
しょうが	ひとかけ（15g）
みょうが	１本（15g）
大葉	５枚
★がごめ昆布	5g
★しょうゆ	大さじ３
★みりん	大さじ2/3
★りんご酢	大さじ1/2
★はちみつ	小さじ2/3

作り方

1 オクラに塩小さじ１程度（分量外）をかけ、まな板にこすりつけて産毛をとり、水で軽く洗う。鍋に湯を沸かし、2分ほどゆでて、粗熱をとる。

2 なすは5mm角に切り、1％濃度の塩水（分量外）に５分ほど浸しておく。

3 きゅうり、しょうが、みょうがはフードプロセッサーに入れやすいサイズに切り、フードプロセッサーでみじん切りにする。

4 大葉は細かく刻む。1のオクラは水気をふき、3～4等分にしてフードプロセッサーでみじん切りにする。2のなすは塩水からあげ、水けをきる。

5 ジッパー付き保存袋に★を入れてよくもむ。すべての材料を加えて、全体を混ぜる。このままでも食べられるが、冷蔵庫で１日ねかすとさらに美味しくなる。

カロリー868kcal　タンパク質125g　脂質17.6g

ジャンクフードリセット！
鶏団子のトマト煮込み

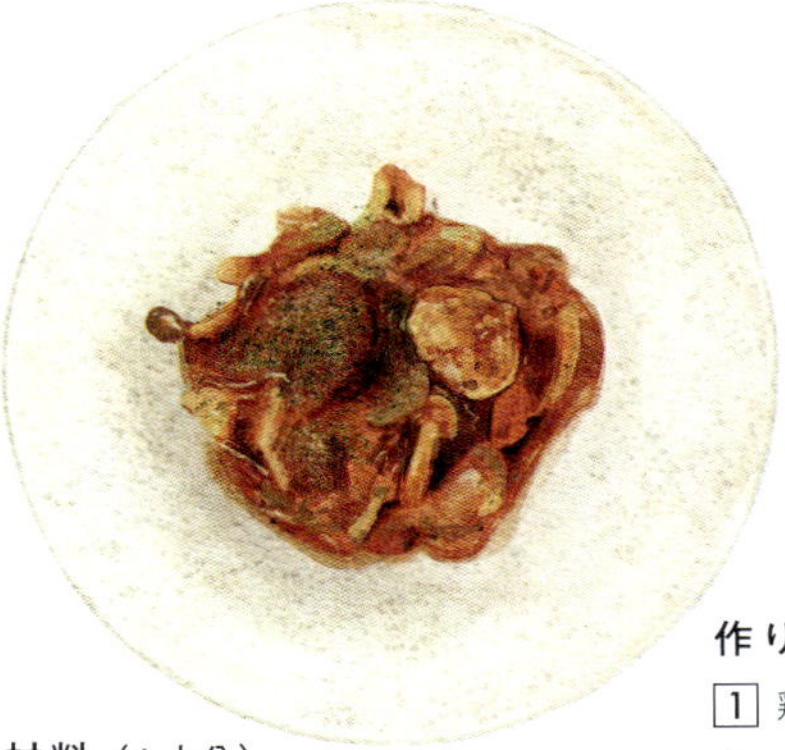

POINT
きのこは免疫力アップ＆炎症を抑える効果が期待できる（P205参照）

材料（4人分）

トマト缶……2缶（800g）
玉ねぎ……1/2個（100g）
なす……2本（200g）
まいたけ……1袋（100g）
しめじ……1/2袋（100g）
◆みそ……大さじ1と1/2
◆しょうゆ……小さじ1
◆塩……小さじ1/2
ミックスハーブ、ブラックペッパー……好みで

≪鶏団子≫
鶏むね肉（皮なし）……400g
卵……1個
★しょうゆ……小さじ1
★塩……小さじ1/2
★プロテイン（好みで／なくても作れる）……大さじ1と1/2

作り方

1 鶏むね肉は小さく切り、卵、★と一緒にフードプロセッサーでしっかりと攪拌する。
2 スプーンで10等分ほどに分けて鶏団子を作りバットなどに並べる（生地がやわらかいので、スプーンで分ける程度でよい）。冷蔵庫で冷やしておく。
3 玉ねぎは薄切り、なすはひと口大に切り、まいたけとしめじは石づきをとり、ほぐす。
4 トマト缶1缶分、3、◆を加えてふたをし、中火で10分煮込む。
5 一度全体を混ぜたら、残りのトマト缶を加え、弱めの中火にして2の鶏団子を鍋に入れる。
6 ふたをして、鶏団子にしっかり火が通るまで10分ほど煮込む。皿に盛り、好みでミックスハーブ、ブラックペッパーをかける。

カロリー235kcal　タンパク質7.2g　脂質14.7g

レンジで温めるだけ！免疫力向上きのこサラダ

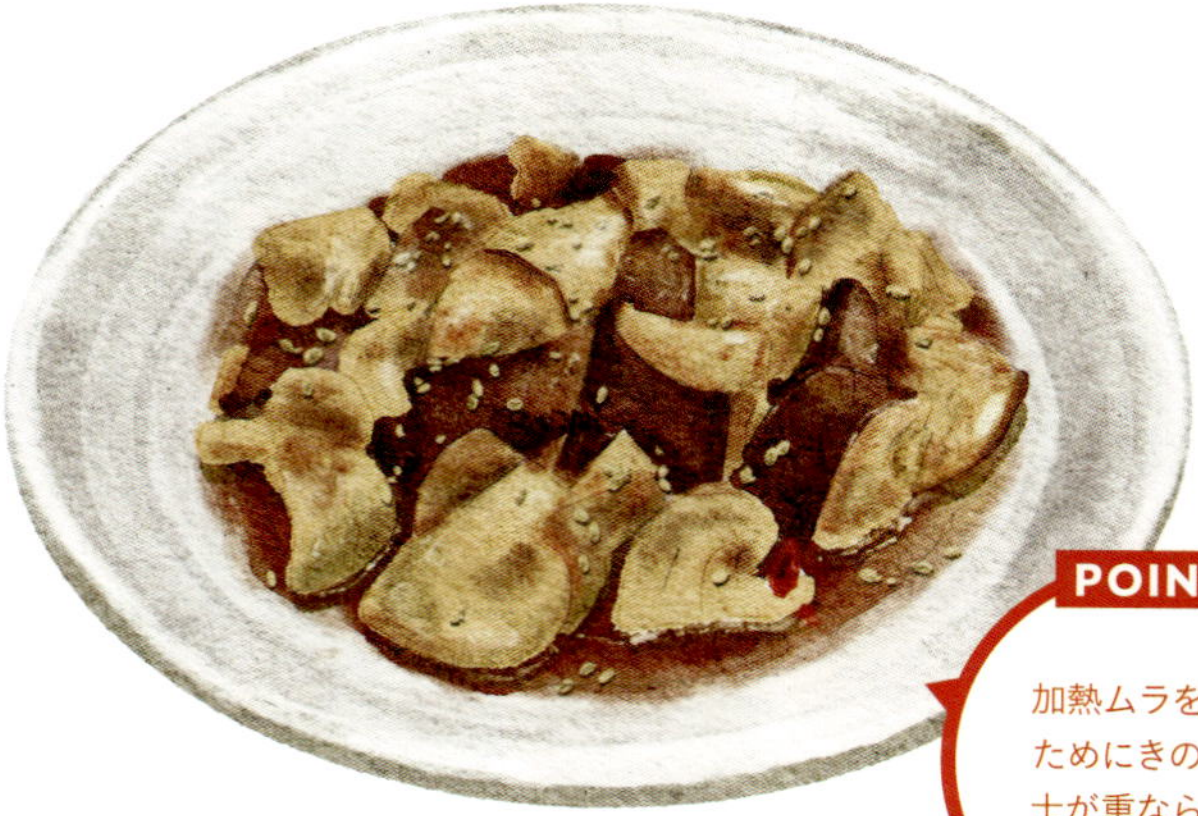

POINT

加熱ムラを防ぐためにきのこ同士が重ならないように並べること

材料（2人分）

しいたけ……1袋（100g）
マッシュルーム……2/3パック（100g）
にんにく……ひとかけ（5g）
鷹の爪（乾燥）……1本
オリーブオイル、しょうゆ、バルサミコ酢……各大さじ1
はちみつ……大さじ1/2
片栗粉……小さじ1/2
白ごま……好みで

作り方

1 しいたけは石づきをとり、ひと口大に切り、軸は縦半分にさく。マッシュルームはひと口大に切る。にんにくはみじん切りにし、鷹の爪は輪切りにする。

2 耐熱皿にしいたけ、マッシュルームを並べ、片栗粉をまぶして混ぜる。

3 白ごま以外の残りの材料をすべて加え、全体を混ぜる。ふんわりとラップをして、電子レンジできのこに火が通るまで2分加熱し、全体をざっくり混ぜる。

4 皿に盛り、好みで白ごまをかける。

カロリー313kcal　タンパク質24.2g　脂質3.9g

美味しくて超ヘルシー 糸こんにゃくの冷麺風

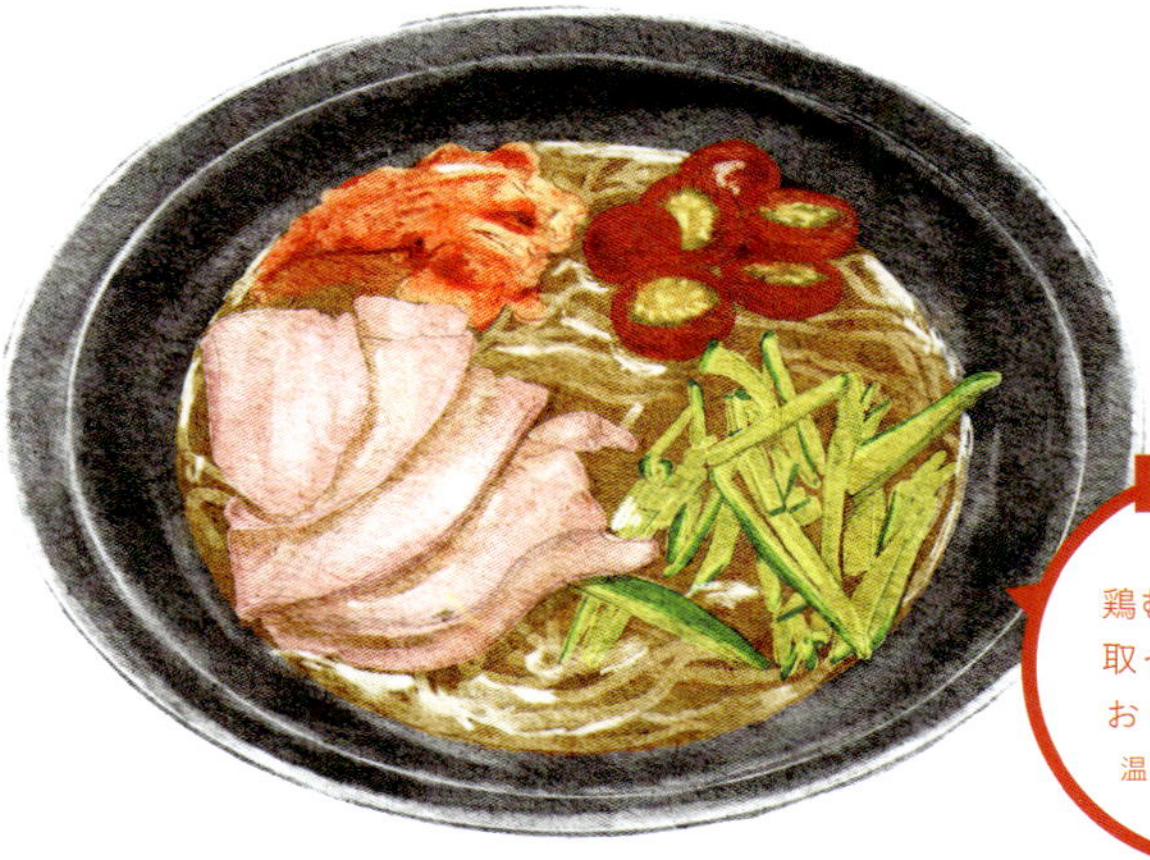

POINT
鶏むね肉は皮を取って、ゆでておく（あるなら低温調理器を使う）

材料（2人分）

- 糸こんにゃく……250g
- ★チキンストック（液体／P32参照）……300ml
- ★和風だしパック……1袋
- ★みりん……大さじ2
- ★しょうゆ……大さじ1
- ★はちみつ……小さじ2
- ★塩……小さじ1/2
- りんご酢（なければ酢）……大さじ1
- きゅうり……1/3本（35g）
- ミニトマト……3〜4個（70g）
- 鶏むね肉（加熱して薄く切る）……8枚
- キムチ……10g

作り方

1. 鍋に★を入れて中火にかける。
2. 沸騰したら火を止めてボウルに移す。だしパックを取りのぞいてりんご酢を加え、冷やす。
3. 糸こんにゃくを塩もみ（分量外）して、流水で洗い、水けをきる。
4. きゅうりはせん切り、ミニトマトは半分に切る。
5. 丼に2のスープと糸こんにゃくを入れ、きゅうり、ミニトマト、鶏むね肉、キムチをトッピングする。

カロリー298kcal　タンパク質23.9g　脂質18.9g

痩せてる人は食べている
トマトと大葉ダレの冷奴

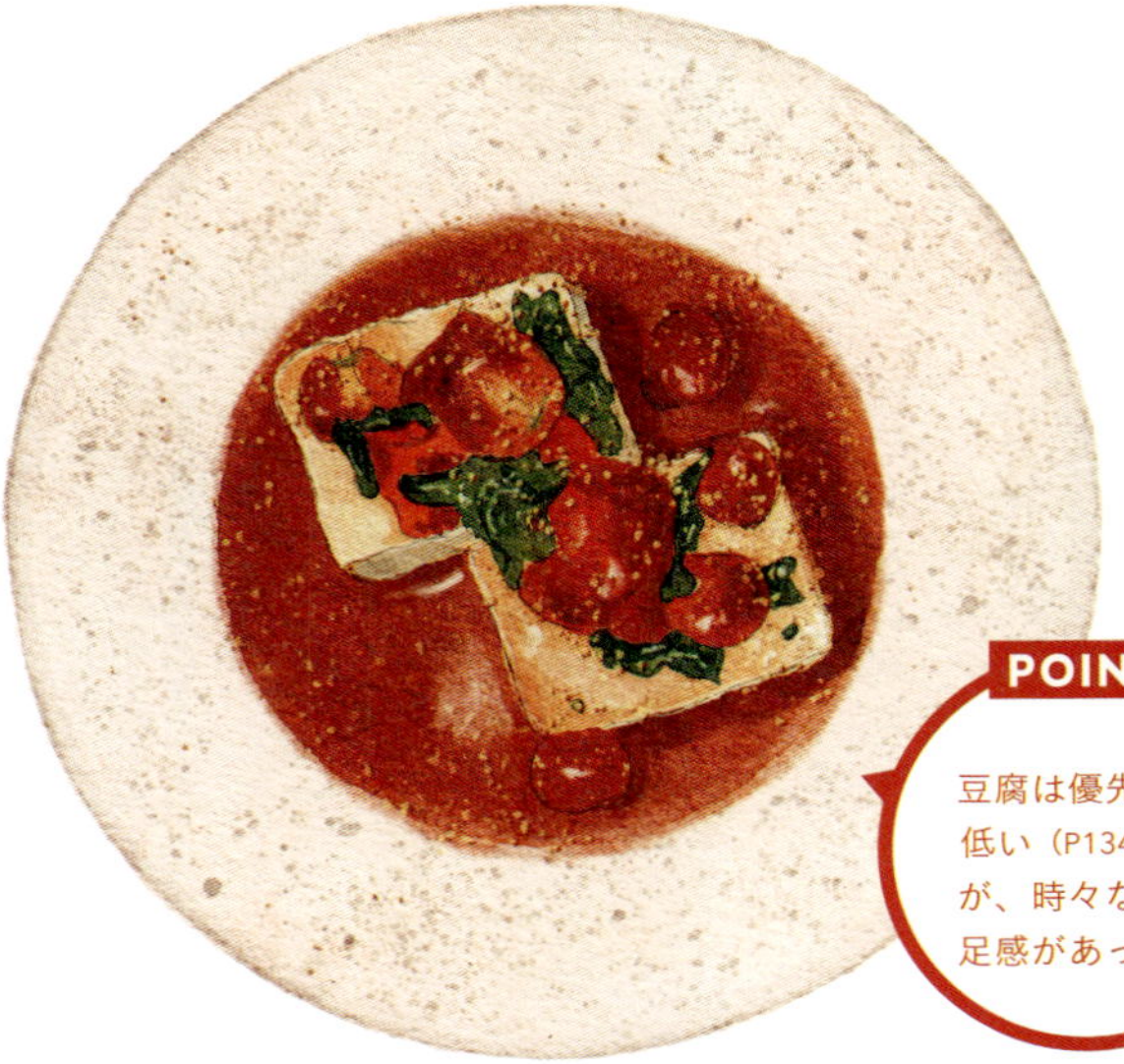

POINT
豆腐は優先度が低い（P134参照）が、時々なら満足感があって◎

材料（2人分）

豆腐……1丁（300g）
ミニトマト……3〜4個（70g）
大葉……3枚
★白ごま……小さじ1
★しょうゆ……大さじ1
★白ワインビネガー（なければ酢）……大さじ1
★オリーブオイル……小さじ1/2

作り方

1 ミニトマトは半分に切り、耐熱容器に入れる。ふんわりとラップをして電子レンジで40秒加熱する。大葉はせん切りにする。
2 加熱したミニトマトに大葉、★を加えて混ぜる。
3 豆腐は半分に切る。皿に盛り付け、2のタレをかける。

カロリー94kcal　タンパク質2.6g　脂質1g

ダイエットがはかどる
冷凍こんにゃくステーキ

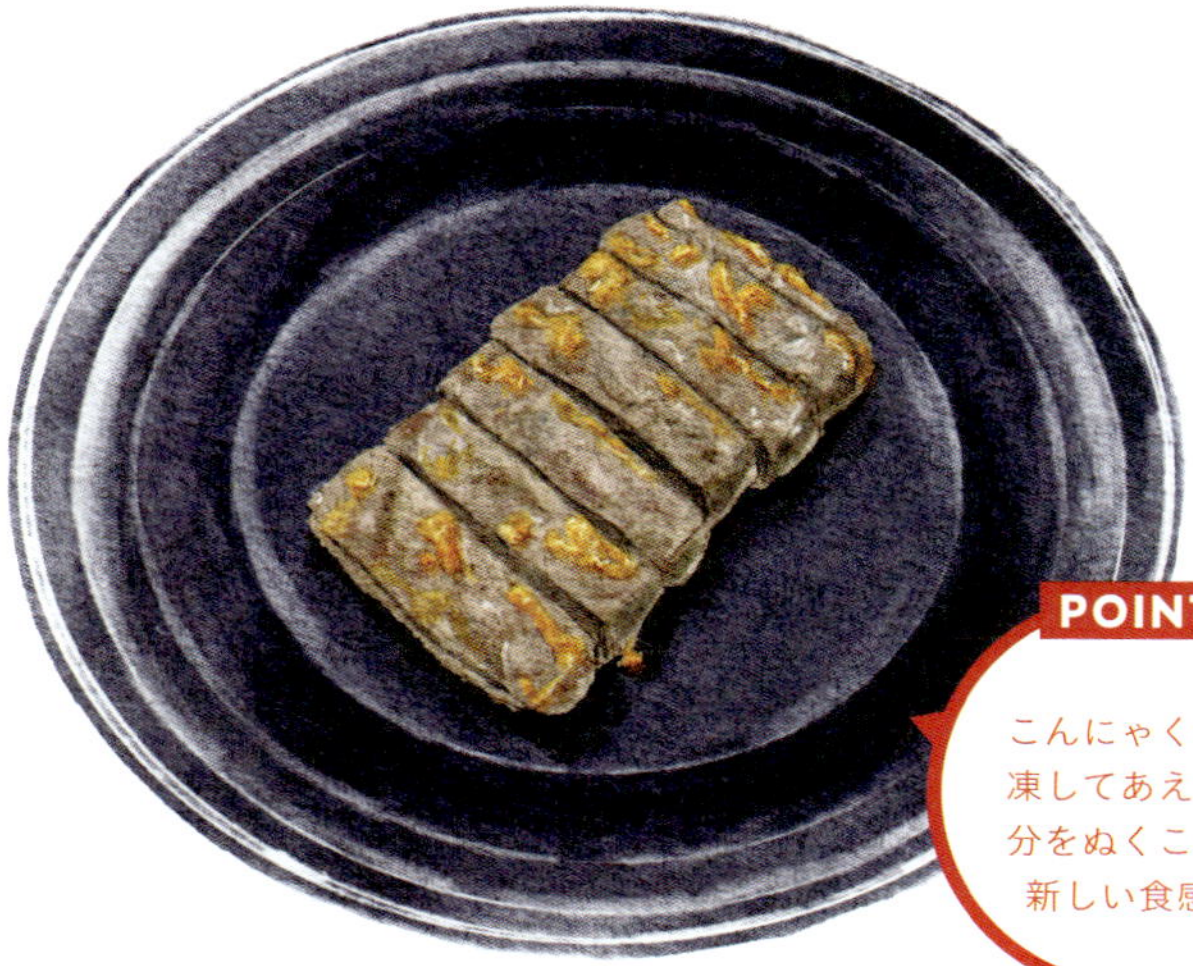

POINT
こんにゃくを冷凍してあえて水分をぬくことで新しい食感に

材料（2人分）

こんにゃく……1枚（220g）
★みそ……大さじ1
★酒、みりん……各大さじ1/2
★はちみつ……小さじ1

作り方

1 こんにゃくはジッパー付き保存袋に入れる。空気をできる限りぬき、冷凍庫で6時間以上凍らせる。
2 鍋に湯を沸かし、凍ったこんにゃくを6分ゆでる。冷水で冷まし、水けをしっかりしぼる。
3 ★を混ぜてみそダレを作る。
4 フライパンを中火で熱し、こんにゃくの両面に軽く焼き色が付くまで焼く。
5 火を止め、フライパンに3のみそダレを加え、こんにゃくとあえる。
6 こんにゃくをひと口大に切り、皿に盛る。

カロリー269kcal　タンパク質33.9g　脂質2.3g

まるで屋台飯低カロリーしらたき海鮮焼きそば

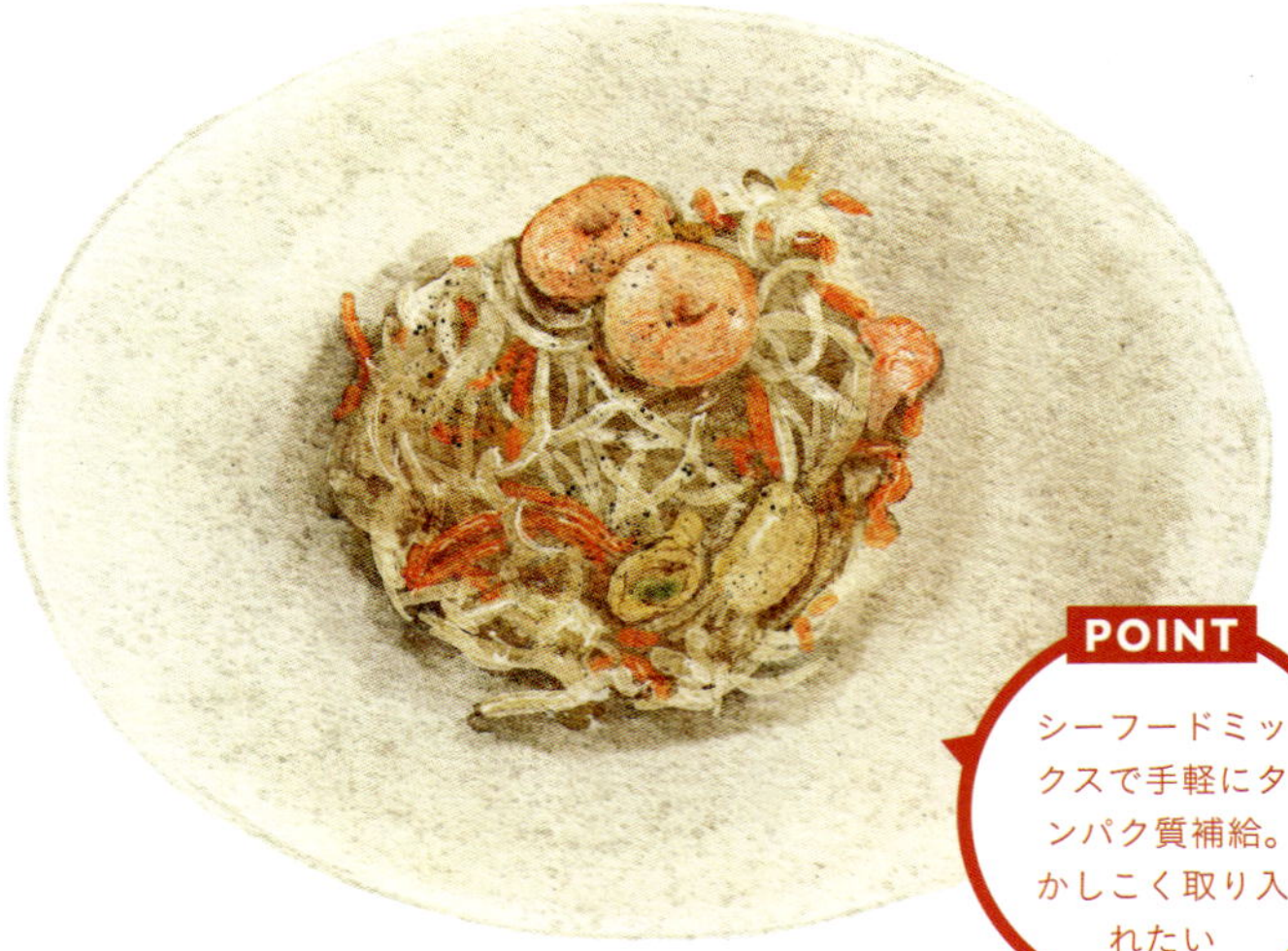

POINT

シーフードミックスで手軽にタンパク質補給。かしこく取り入れたい

材料（2人分）

しらたき（アク抜き済み）……300g
玉ねぎ……1/4個（50g）
にんじん……1/3本（50g）
シーフードミックス……150g
チキンストック（液体／P32参照）……300ml
酒、しょうゆ、みりん……各大さじ1
塩……ひとつまみ（1.5g）
ブラックペッパー……好みで

作り方

1 玉ねぎは薄切り、にんじんはせん切りにする。
2 フライパンにブラックペッパー以外のすべての材料を入れ、ふたをして強火で5分加熱する。
3 ふたを開け、水分がなくなるまでたまにかき混ぜながら8〜10分加熱する（フライパンの大きさに応じて加熱時間を調整する）。
4 皿に盛り、好みでブラックペッパーをふりかける。

カロリー273kcal　タンパク質29.3g　脂質3.8g

がっつり食べられる あさりの酒蒸し

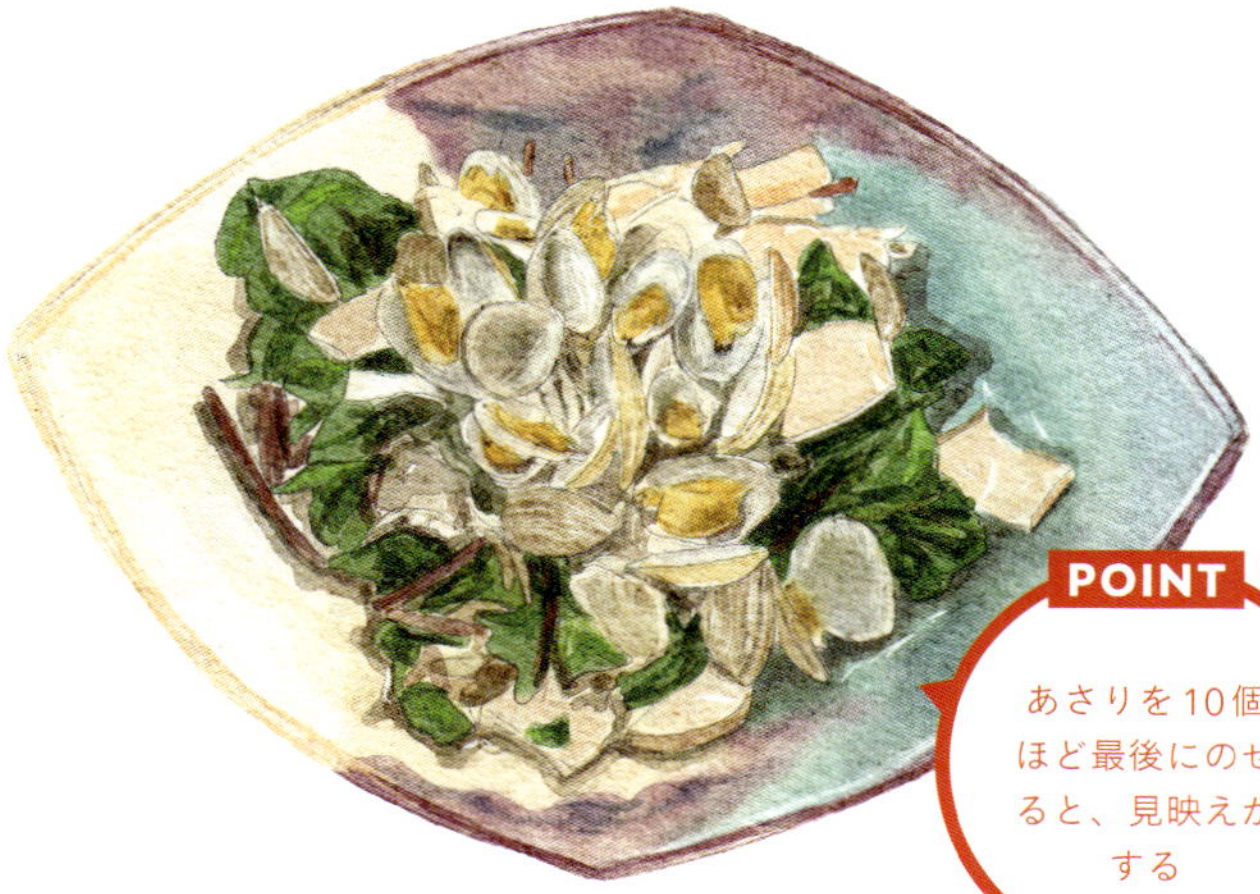

POINT

あさりを10個ほど最後にのせると、見映えがする

材料（2人分）

あさり（砂抜き済み）	400g
ほうれん草	3/4袋（150g）
エリンギ	2〜3本（100g）
長ねぎ	2/3本（60g）
酒	100ml

作り方

1. ほうれん草、エリンギはひと口大に切り、長ねぎは斜め切りにする。
2. 鍋に長ねぎ、エリンギ、あさり、酒を入れ、ふたをして中火にかける。
3. 沸騰したら弱めの中火にし、ほうれん草を加える。ふたをしたまま、あさりの殻が開くまで5分ほど加熱する。
4. 鍋から10個ほどあさりを取り出しておく。
5. 皿に盛り、上に取り出しておいたあさりをのせる。

カロリー182kcal　タンパク質5.8g　脂質0.5g

こんにゃくとまいたけの痩せるトマトしょうゆ煮込み

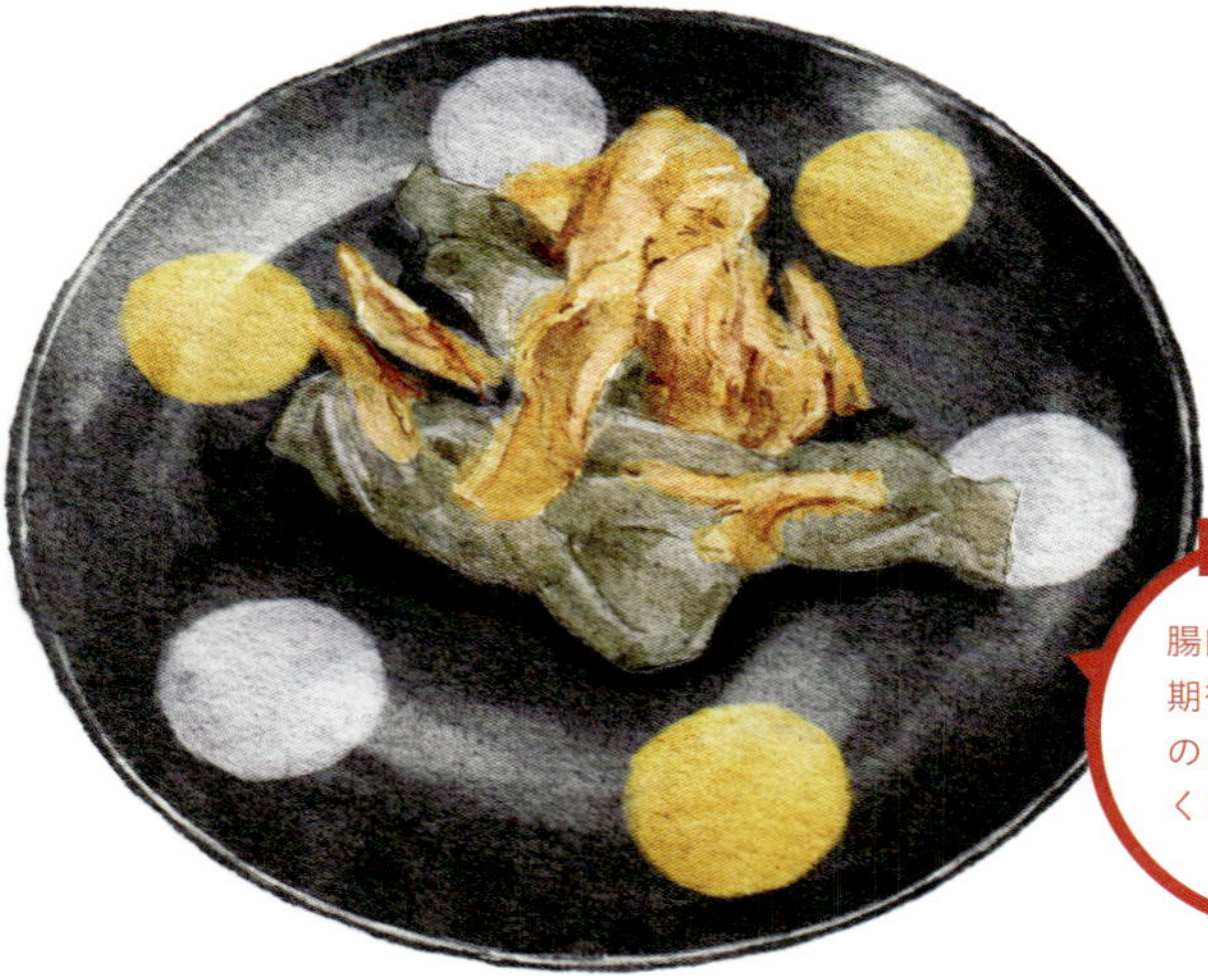

POINT
腸内環境改善が期待できる。きのこ＆こんにゃくは最強のダイエット食

材料（2人分）

こんにゃく……1枚(200g)
まいたけ……1袋(100g)
和風だしパック……1袋
しょうゆ、みりん……各大さじ2
トマトピューレ……大さじ1
はちみつ……小さじ1
水……200ml

作り方

1 こんにゃくは薄くスライスし、真ん中に切り込みを入れる。切り込みに端を通してひねり、手綱こんにゃくにする。
2 まいたけは石づきをとり、小房にほぐす。
3 鍋にすべての材料（だしパックは破って中身のみ）を入れて混ぜ合わせ、落としぶたをして中火にかける。
4 たまに混ぜながら、汁気がほとんどなくなるまで20分ほど煮る（汁気が少なくなってきたら、落としぶたを外して、焦げないように混ぜながら汁気を飛ばす）。

カロリー237kcal　タンパク質12.8g　脂質13.5g

腸内環境改善と若返り
タンドリーしらたき

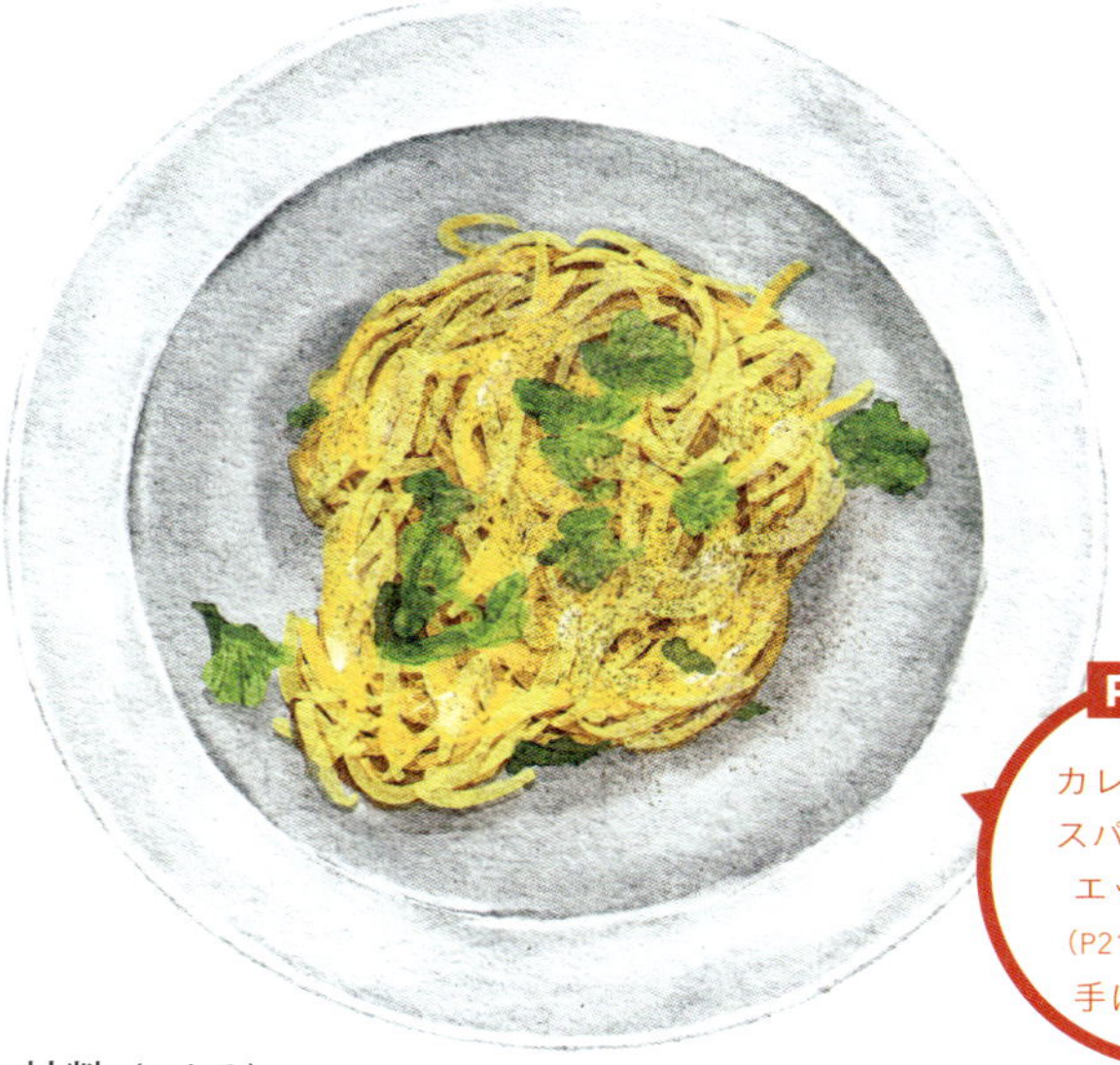

POINT

カレー粉などのスパイスはダイエットの味方(P216参照)。上手に摂りたい

材料（2人分）

しらたき（あく抜き済み）……300g
★ギリシャヨーグルト（水切りヨーグルト）……100g
★にんにく（すりおろす）……小さじ1（5g）
★しょうが（すりおろす）……小さじ1（5g）
★しょうゆ……小さじ1
★カレー粉……大さじ1と1/2
バター……10g
フレッシュバジル、ブラックペッパー……好みで

作り方

1 ボウルに★を入れてよく混ぜる。
2 水けをきったしらたきを加えてさらに混ぜ、ラップをして冷蔵庫で3時間以上おいて味をなじませる。
3 フライパンにバターを中火で熱し、しらたきを入れ、水けがなくなるまで炒める。
4 皿に盛り、好みでバジル、ブラックペッパーをかける。

カロリー337kcal　タンパク質3.8g　脂質7.4g

メンタル安定
乾燥海藻サラダ

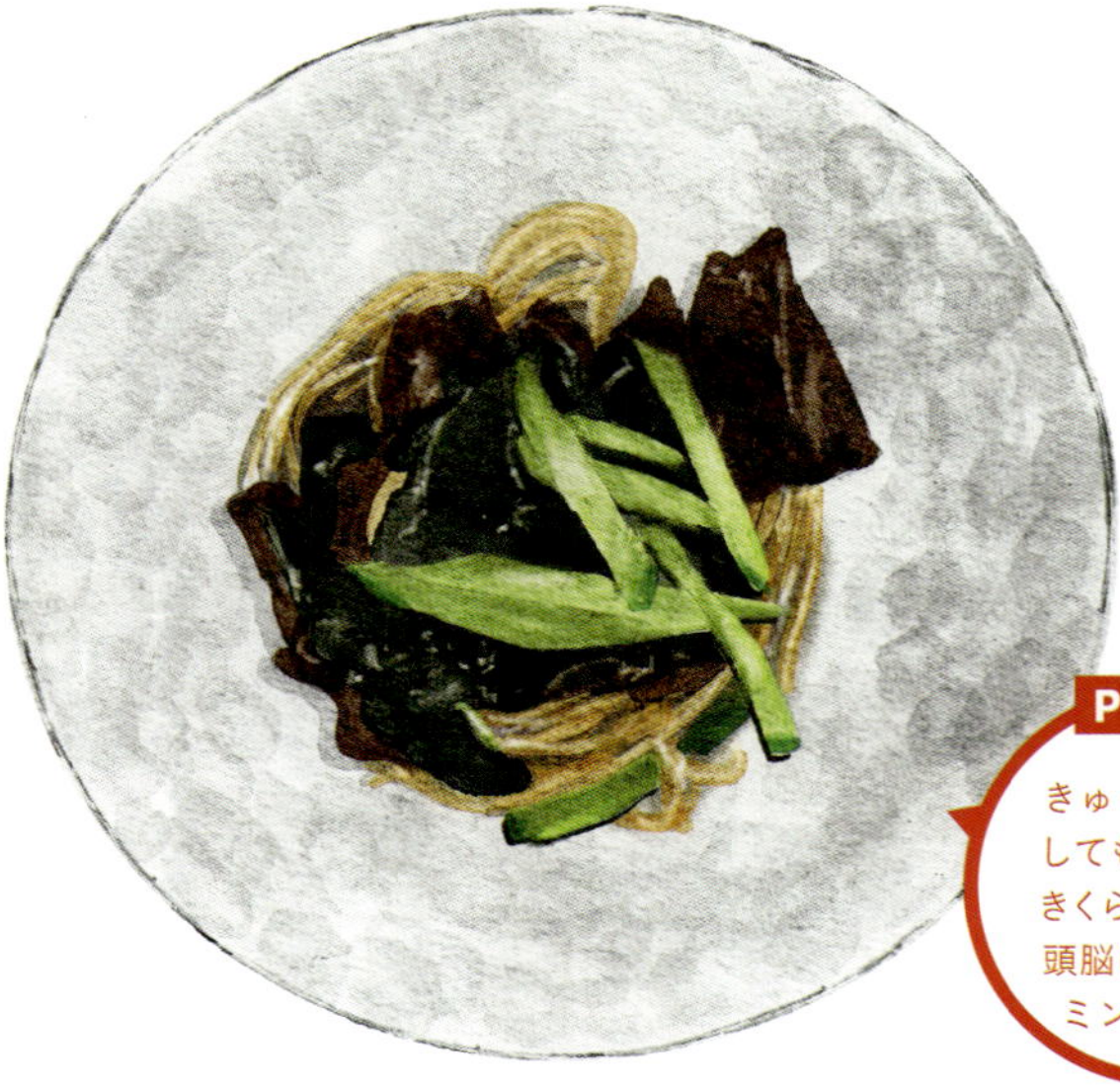

POINT
きゅうりを追加してもおいしい。きくらげは美容と頭脳に効くビタミンDが豊富

材料（2人分）

- きくらげ（乾燥）……10g
- 春雨（乾燥）……50g
- 海藻サラダ（乾燥）……10g
- ★バルサミコ酢……大さじ1と1/2強（25ml）
- ★しょうゆ……大さじ1と1/2強（25ml）
- ★オリーブオイル……大さじ1/2
- ★はちみつ……小さじ1

作り方

1. きくらげは水につけて、冷蔵庫に6時間おいて戻し、大きめのひと口大に切る。
2. 鍋に湯を沸かし、春雨は袋の表示通りにゆで、冷水にさらして水けをきる。海藻サラダは水で戻し、水けをきる。ボウルに★を入れ、混ぜてドレッシングを作る。
3. すべての材料をボウルに入れてよくあえる。

カロリー333kcal　タンパク質17.8g　脂質5.8g

腸内環境改善B級グルメ
大和芋お好み焼き

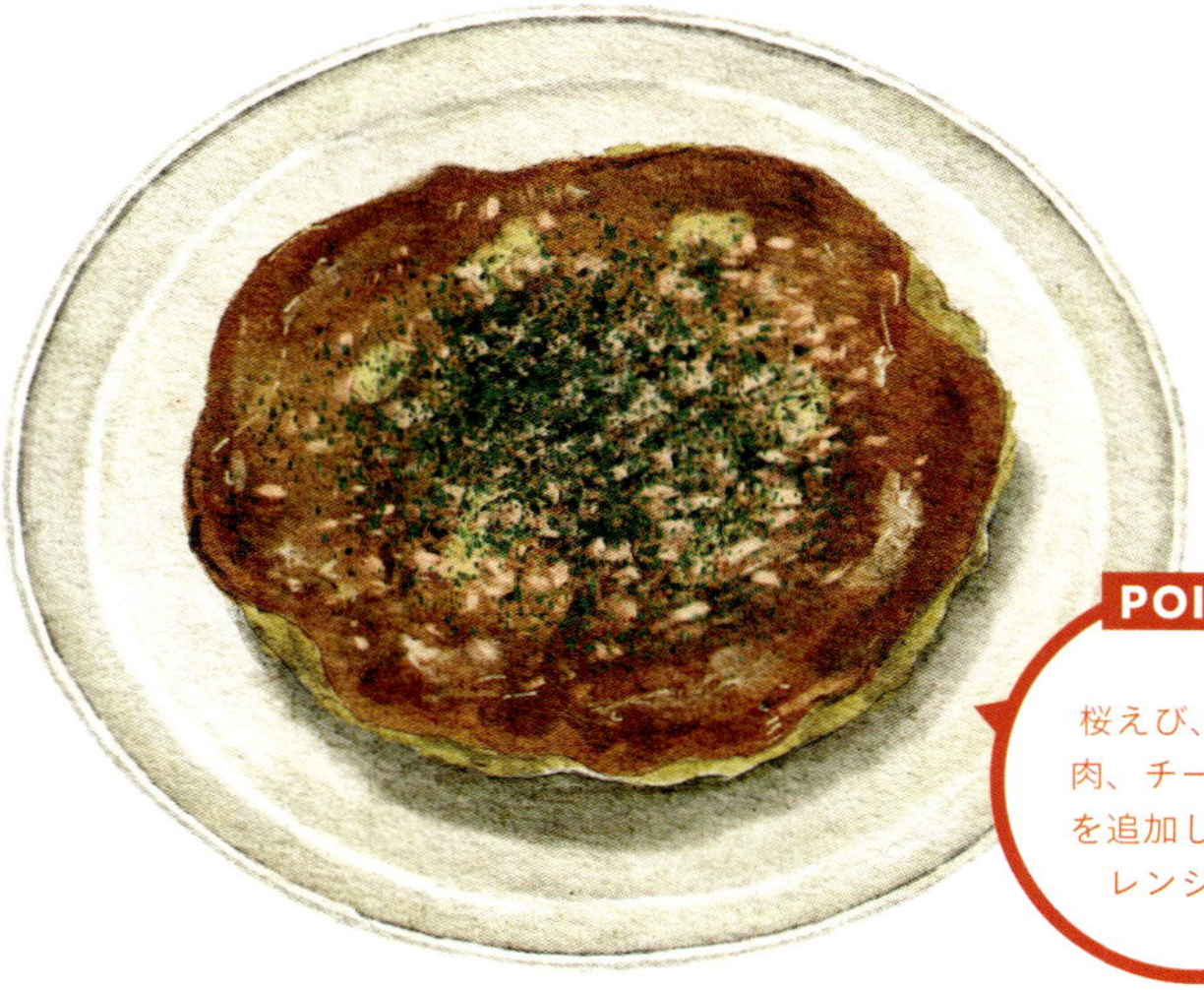

POINT
桜えび、魚介、肉、チーズなどを追加して、アレンジ可能

材料（2枚分）

- 大和芋……200g
- キャベツ（せん切り）……1/5個分（200g）
- 卵……1個
- チキンストック（液体／P32参照）……大さじ2
- 和風だしの素（粉末）……大さじ1/2
- ソース、マヨネーズ、かつお節、青のり……好みで

作り方

1. 大和芋はすりおろし、ボウルに入れる。
2. 卵、チキンストック、和風だしを加えて混ぜる。
3. しっかり混ざったら、キャベツを加えてさらに混ぜる。
4. フライパンに3を入れて、中火で両面を好みの焼き具合に焼く。
5. 皿に盛り、好みでソース、マヨネーズ、かつお節、青のりをトッピングする。

カロリー345kcal タンパク質35.4g 脂質17.2g

レンジで10分
さば缶カレー

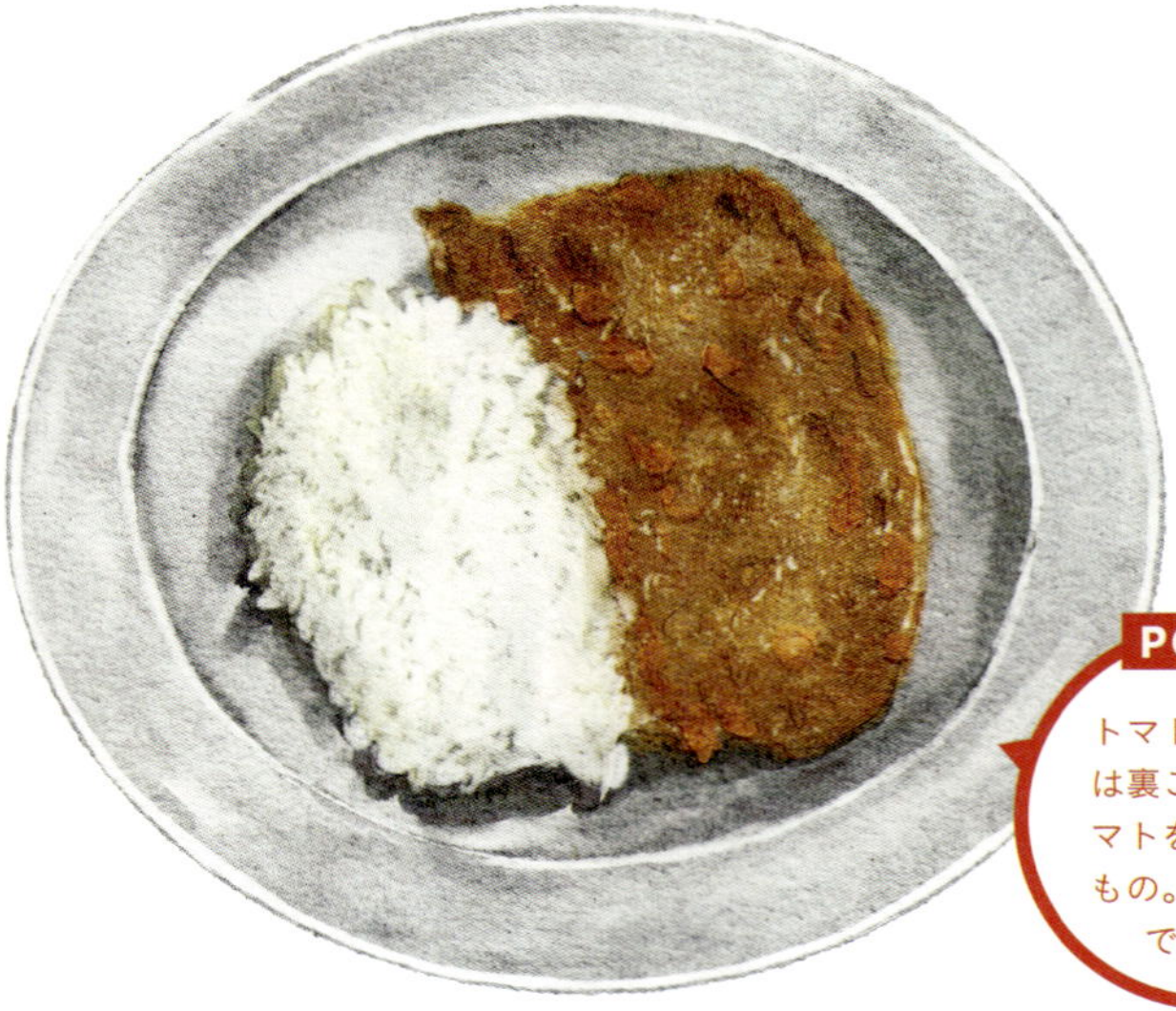

POINT
トマトピューレは裏ごししたトマトを煮詰めたもの。スーパーで買える

材料（2～3人分）

- さば缶……1缶
- 玉ねぎ……1/2個(100g)
- じゃがいも……1/3個(50g)
- カレー粉……大さじ1と1/2
- ★トマトピューレ、みそ……各大さじ1
- ★しょうゆ……小さじ1
- ごはん……好みで

作り方

1. 玉ねぎはみじん切りにする。
2. 耐熱ボウルに玉ねぎ、さば缶、★を入れて軽く混ぜる。ふんわりとラップをかけて電子レンジで3分加熱する。
3. じゃがいもはすりおろし、カレー粉と一緒に、2のボウルに加えて混ぜる。再度ラップをして、電子レンジで1分30秒加熱する。
4. 全体を混ぜ、好みでごはんと一緒に皿に盛る。

カロリー401kcal　タンパク質29.7g　脂質24.3g

ジアスターゼで消化も促進 豚しゃぶと海藻のサラダ

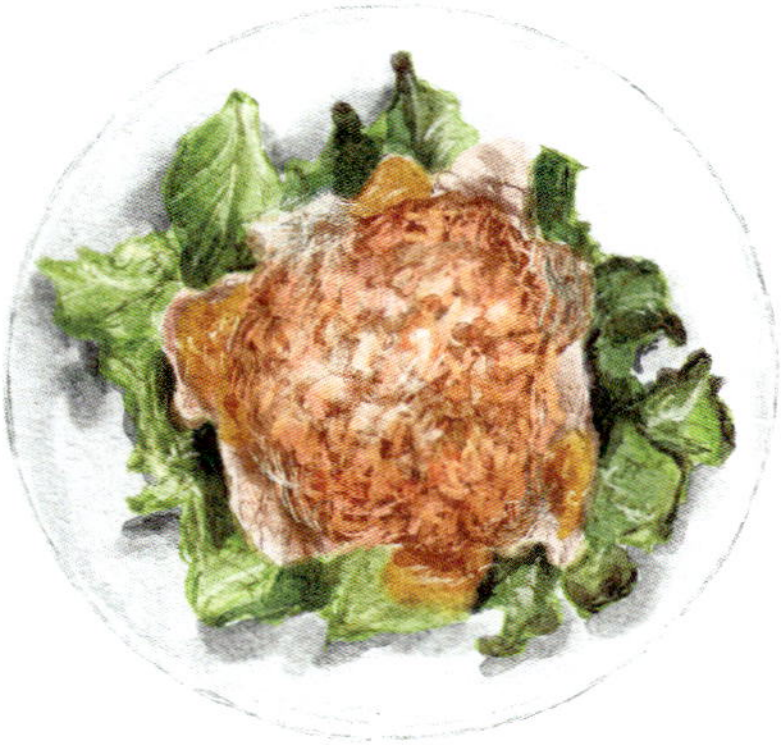

POINT
豚肉をしゃぶしゃぶするときは、沸騰状態をキープできるよう少しずつ

材料（2人分）

豚肩ロース薄切り肉……120g
塩蔵わかめ……20g
めかぶ……1〜2パック（70g）
長いも……60g
サニーレタス……大きめ2枚
かつお節……1パック（2g）
とろろ昆布……好みで

≪ドレッシング≫
長ねぎ（みじん切り）……1/8本（10g）分
大根（すりおろす）……50g分
オリーブオイル、しょうゆ……各大さじ1
白ワインビネガー（なければ酢）……大さじ2

作り方

1. 塩蔵わかめは袋の表示どおりに水につけて塩抜きし、水けをしっかりきって、ひと口大に切る。ドレッシングの材料はすべて混ぜる。
2. 長いもはせん切りにする。サニーレタスは食べやすい大きさにちぎる。
3. 鍋に湯を沸かし、氷水を用意しておく。
4. 沸騰した湯に豚肉を少しずつ入れ、しゃぶしゃぶして火を通し、氷水で冷やして水けをきる。
5. 皿にサニーレタス、わかめ、めかぶ、長いも、豚肉を盛り、ドレッシングと、好みでとろろ昆布をかける。最後にかつお節をふる。

カロリー216kcal　タンパク質18.1g　脂質5.7g

1食60kcal未満
旬を味わうもずくスープ

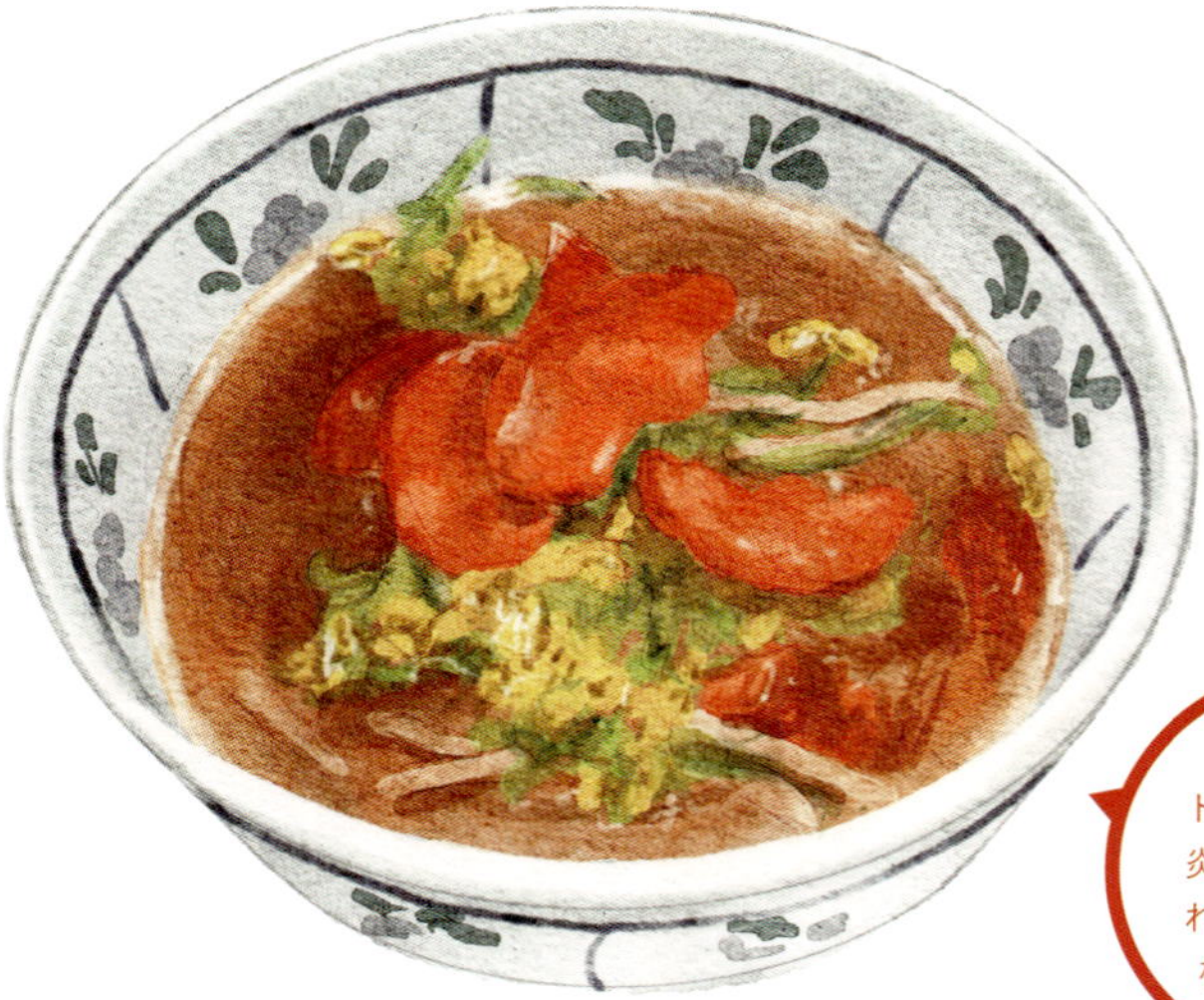

POINT

トマトは体内の炎症を抑えてくれるおすすめ食材（P231参照）

材料（4人分）

- トマト……1個(200g)
- 卵……1個
- もずく……100g
- もやし……1袋(200g)
- 切り昆布(なければわかめ)……50g
- ★チキンストック(液体／P32参照)……400ml
- ★しょうゆ、酢……各大さじ2

作り方

1. トマトは1cm角に切る。卵は割りほぐす。もずくはさっと洗う。
2. トマト、もやし、切り昆布、★を鍋に入れ、強火にかける。
3. 沸騰したら卵を加えて、軽く混ぜる。
4. 火を止めて、もずくを加えて混ぜる。

カロリー120kcal　タンパク質4.2g　脂質5.8g

電子レンジレシピ
アンチエイジング無水スープ

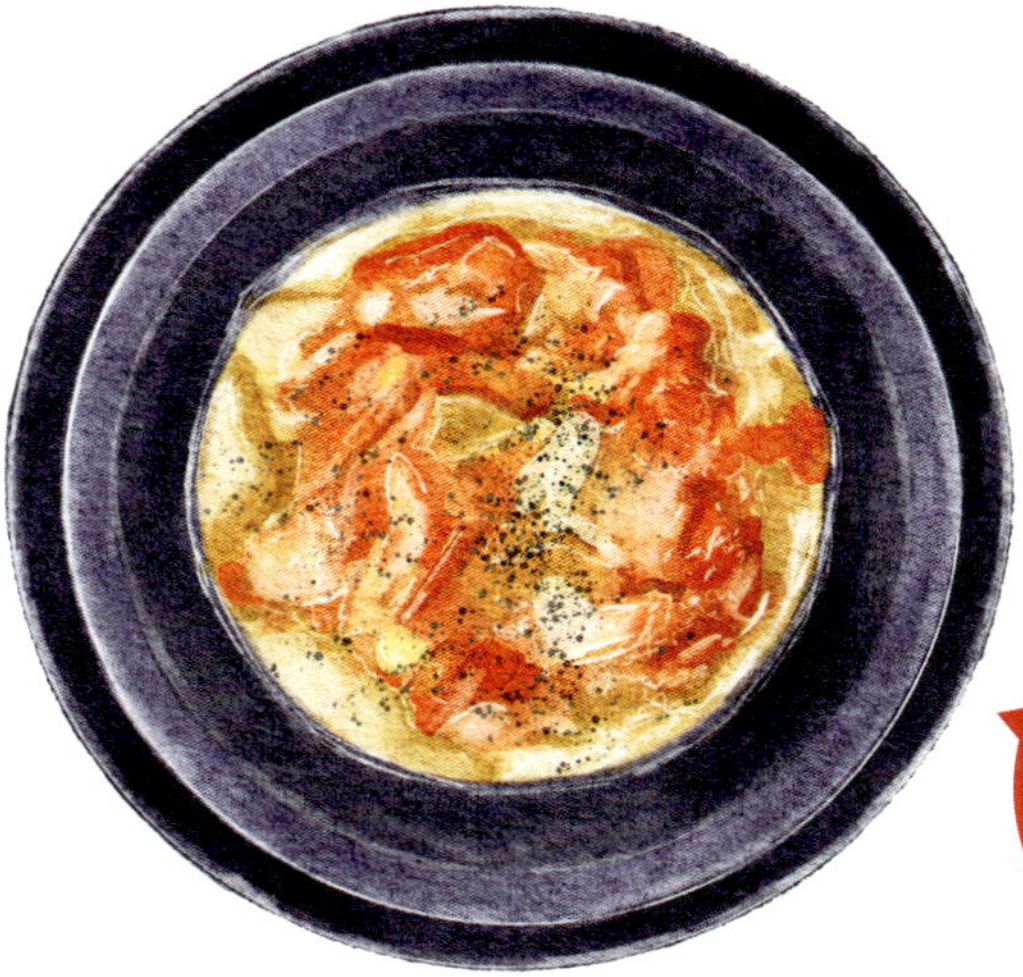

POINT

トマトから水分がでてくるので、水なしでスープが作れる

材料（1人分）

トマト	1個（200g）
玉ねぎ	1/4個（50g）
エリンギ	1/2本（20g）
アンチョビフィレ	1.5本（7g）
オリーブオイル	小さじ1
ブラックペッパー	好みで

作り方

1 トマトはざく切り、玉ねぎはみじん切り、エリンギは薄切りにする。アンチョビは細かくたたく。

2 1のすべての材料を耐熱容器に入れ、ふんわりとラップをして電子レンジで2分加熱する。

3 全体を混ぜ、もう一度ラップをして、電子レンジで2分30秒加熱する。

4 器に盛り、オリーブオイル、好みでブラックペッパーをかける。

カロリー486kcal　タンパク質69.1g　脂質12.9g

スーパーの食材で作れる つっしー流トムヤムクン

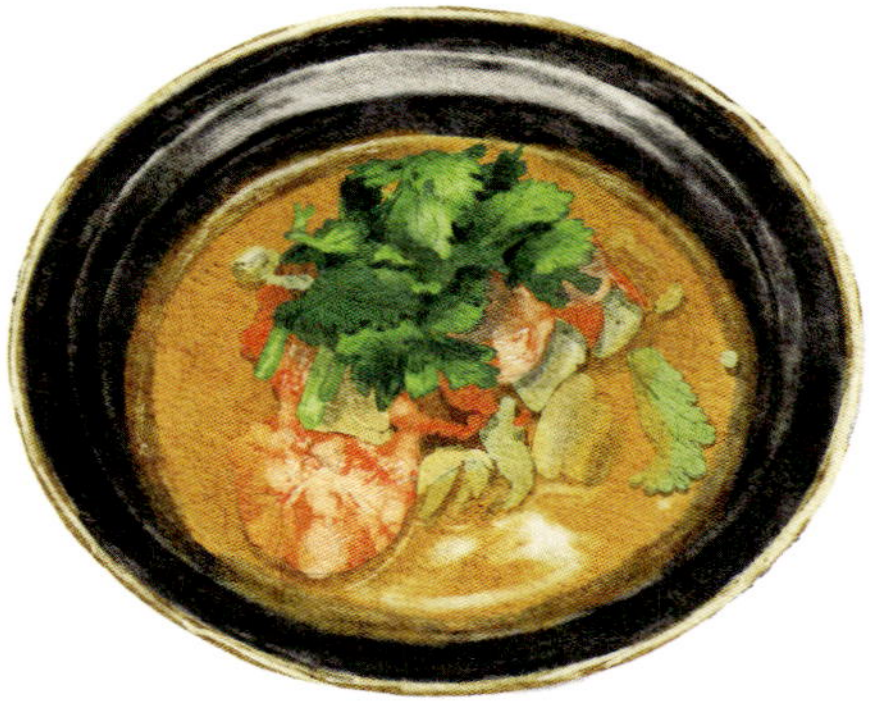

POINT

高タンパクなえびと野菜がたっぷり摂れる。自宅でタイ料理が楽しめる

材料（2～3人分）

えび（殻つき）……10尾（300g）
トマト……1個（150g）
玉ねぎ……1/2個（100g）
マッシュルーム……1パック（150g）
パクチー……1株（15g）
★にんにく（すりおろす）……ひとかけ分（5g）
★しょうが（すりおろす）……ひとかけ分（15g）
★鷹の爪（乾燥）……1本
★オリーブオイル……小さじ2
みそ……大さじ1
チキンストック（液体／P32参照）……450ml
ナンプラー……小さじ1
レモン汁……大さじ2

作り方

1 えびは殻つきのまま、背の中央を開いて丸めて持ち、竹串で背ワタをとり、よく洗う。

2 トマトはざく切り、玉ねぎ、マッシュルームは薄切りにする。パクチーの葉は手でとり、残った茎は3cm長さに切る。

3 鍋に★を入れ中火で熱する。にんにくとしょうがの香りが立ってきたら、玉ねぎを加え、しんなりするまで炒める。トマト、みそを加えて軽く炒める。

4 チキンストック、マッシュルーム、パクチーの茎、えび、ナンプラーを加え、沸騰させる。えびに火が通ったらレモン汁を加えて混ぜる。

5 皿に盛り、パクチーの葉を添える。

カロリー330kcal　タンパク質27.8g　脂質7.5g

酒の飲みすぎリセット！
牡蠣と白菜の白ワイン蒸し

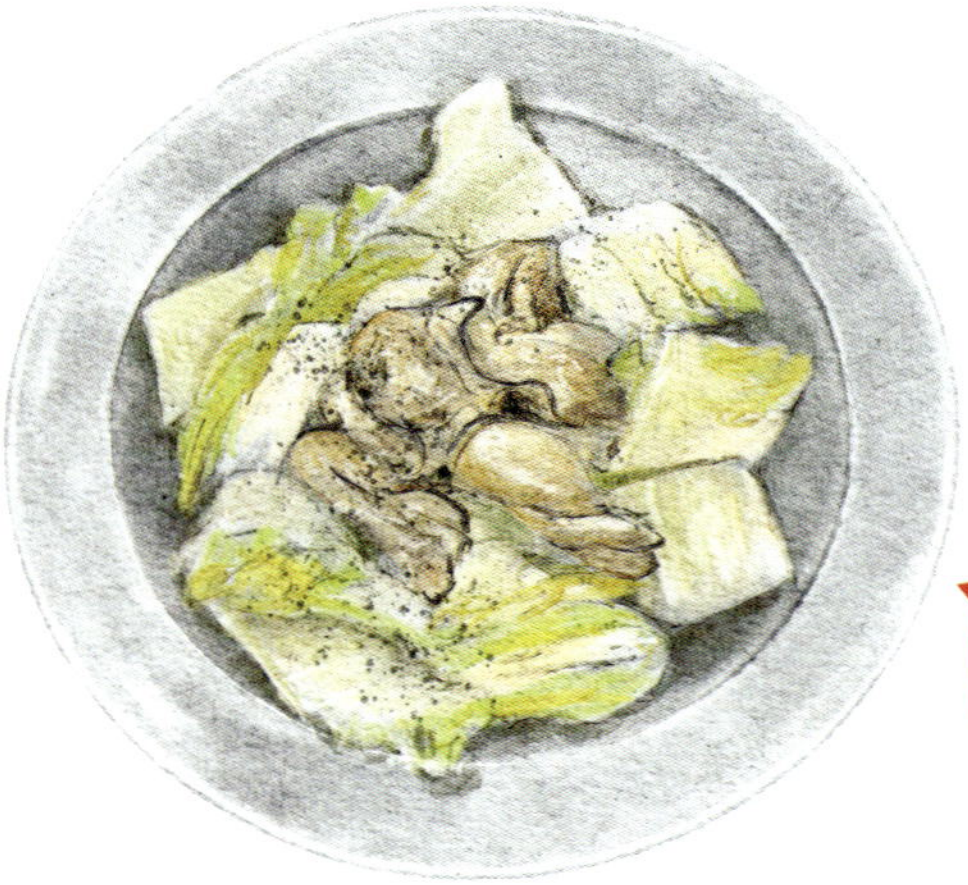

POINT
冬に美味しい食材がもりもり食べられる。忘年会の翌日のリセットに

材料（2人分）

牡蠣（生食用）……300g
白菜……1/2個（800g）
にんにく……ひとかけ（5g）
白ワイン……50ml
塩……小さじ1弱（5g）
ブラックペッパー……適量（約3回ミルをひねるくらい）
≪牡蠣の下処理用≫
水……500ml
塩……大さじ1弱（15g）

作り方

1 ボウルに≪牡蠣の下処理用≫の水と塩を入れ、塩をしっかり溶かす。牡蠣をボウルで優しくふり洗いし、ざるにあげ、冷蔵庫に入れておく。
2 白菜はひと口大、にんにくは薄切りにする。
3 中華鍋または大きめのフライパンに白ワイン、白菜、にんにく、塩を入れる。ふたをして中火で2分加熱する。
4 白菜の上下を返すように全体を混ぜる。牡蠣を加えてふたをし、弱火でさらに25分加熱する。
5 皿に盛りつけ、ブラックペッパーをかける。

カロリー244kcal　タンパク質40.2g　脂質1.2g

筋肉超回復
鍋1つでたらのエチュベ

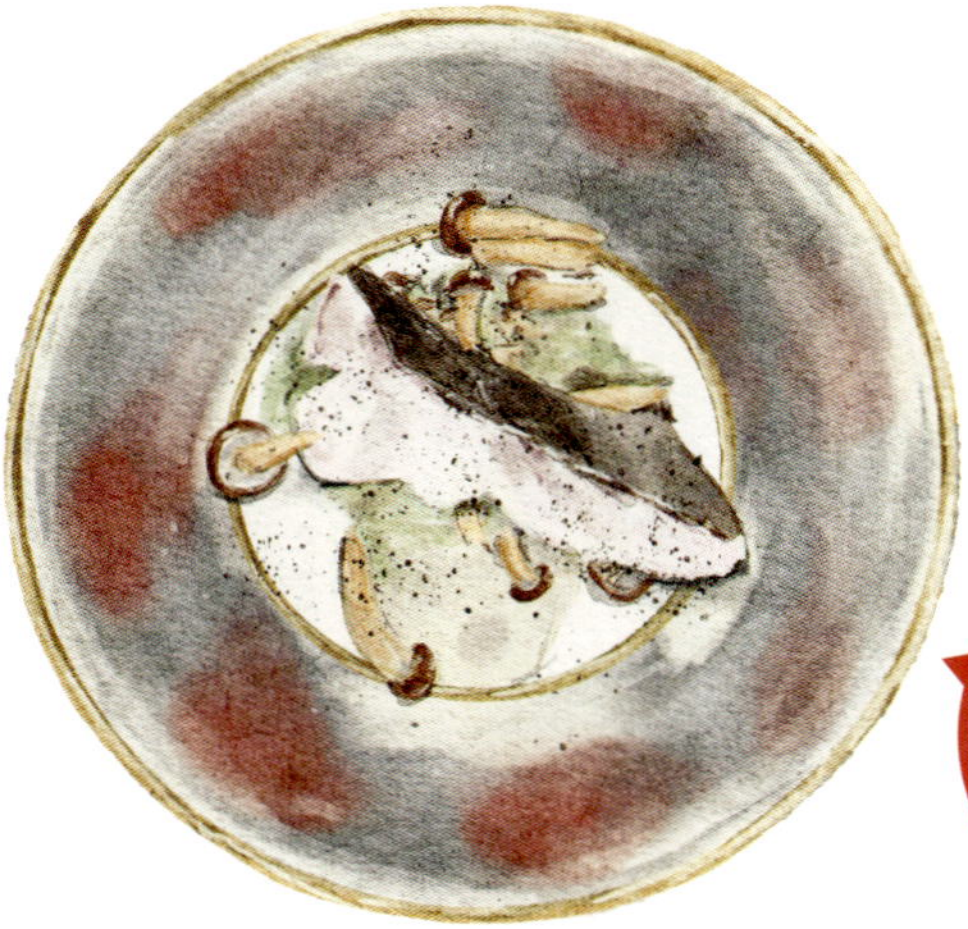

POINT

野菜の水分で作る蒸し料理、エチュベ。栄養をぎゅっと凝縮

材料（2人分）

たら（切り身）……2切れ（200g）
玉ねぎ……1個（200g）
しめじ……1/2袋（100g）
昆布……5g
ケッパー（なければマスタード小さじ1/3）……大さじ1/2
塩……ひとつまみ弱（1g）
水……100ml
ブラックペッパー……好みで

作り方

1 玉ねぎは薄切り、しめじは石づきをとってほぐす。
2 たらに塩（分量外）をふり、20分ほど冷蔵庫でねかせた後、水分をふきとる。
3 鍋に昆布をしき、その上に玉ねぎ、しめじ、たら、ケッパー、塩、水を順に入れる。
4 ふたをして弱めの中火でたらに火が通るまで8分ほど加熱する。
5 器に盛り、好みでブラックペッパーをかける。

カロリー307kcal　タンパク質50.0g　脂質8.5g

夏の脱水症状を予防する かつおの夏野菜ソース

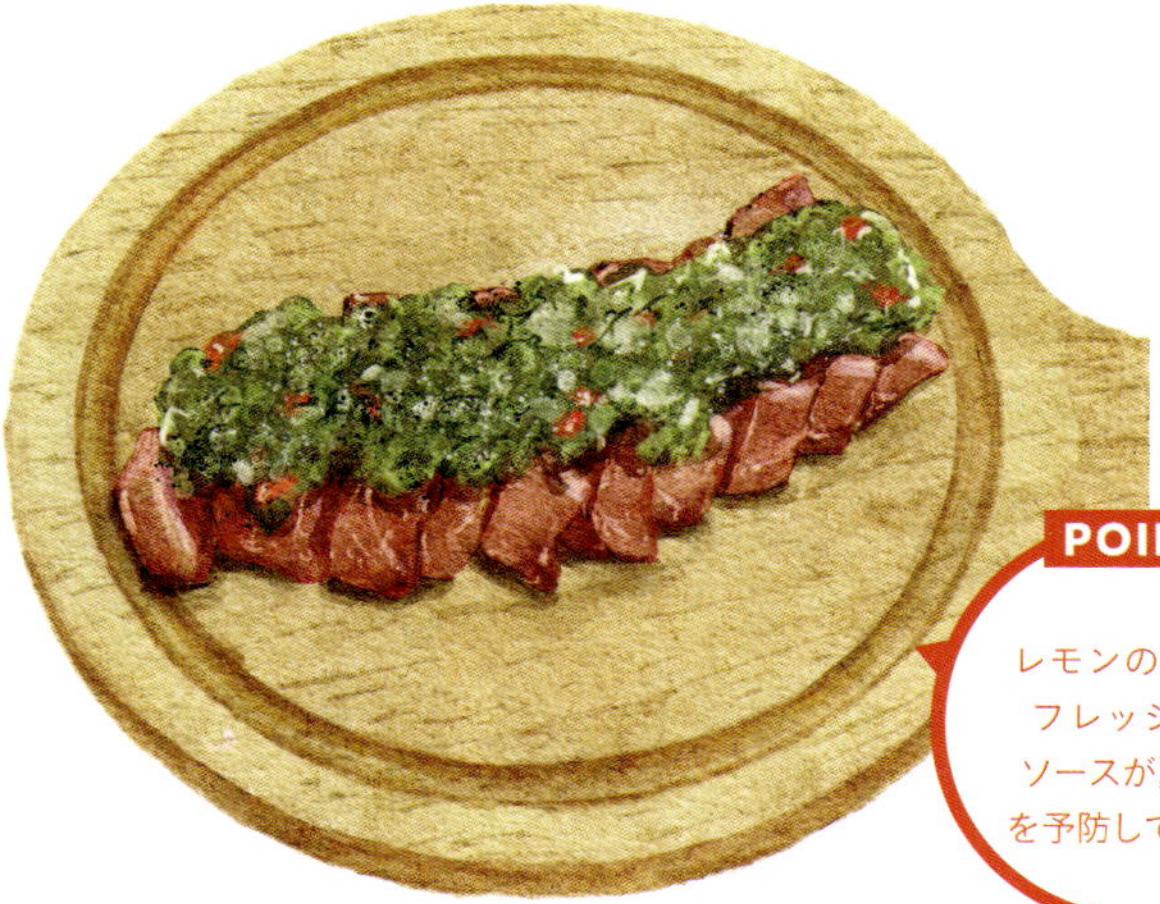

POINT
レモンの効いたフレッシュなソースが夏バテを予防してくれる

材料（2人分）

かつおのたたき（刺身でも可）……1柵（約150g）
ゆでだこ……50g
きゅうり……1/2本（50g）
トマト……1/4個（50g）
モロヘイヤ……1/3袋（30g）
玉ねぎ……15g
にんにく……ひとかけ（5g）
★亜麻仁油（なければオリーブオイル）……大さじ1/2
★レモン汁、塩……各小さじ1
ブラックペッパー……好みで

作り方

1 ゆでだこ、きゅうり、トマト、モロヘイヤ、玉ねぎはフードプロセッサーに入れやすいサイズに切る。
2 1、にんにく、★をフードプロセッサーに入れてみじん切りサイズになるまで攪拌する。
3 かつおはひと口大に切り、皿に盛る。
4 2のソースを上にかけて、好みでブラックペッパーをかける。

カロリー492kcal　タンパク質55.9g　脂質23.4g

カカオとオレンジの メンタル強化マグロタルタル

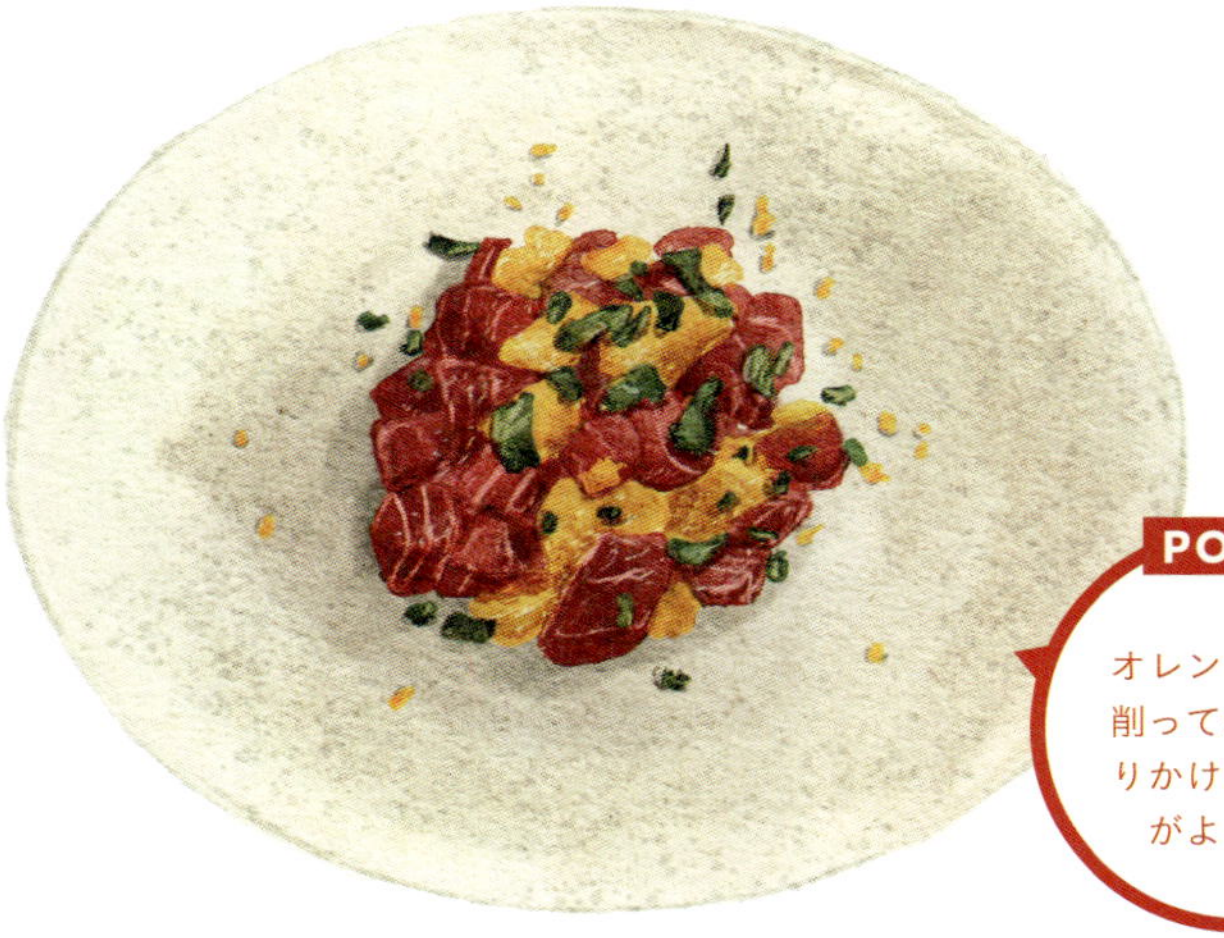

POINT

オレンジの皮を削って最後にふりかけると彩りがよくなる

材料（2人分）

マグロ（刺身）……1柵（200g）
塩……小さじ1弱（4g）
オレンジ……1個
カカオニブ（なければカカオ90％以上ハイカカオチョコみじん切り）……大さじ1
チリパウダー（好みで）……小さじ1/2
★オリーブオイル、レモン汁……各大さじ1
★塩……小さじ1/2
★ブラックペッパー……好みで
パクチー（みじん切り）……好みで

作り方

1 マグロは塩を全体にまぶし、冷蔵庫で20分ほどおく。
2 マグロを水で洗い流して塩を落とし、キッチンペーパーなどで水けをしっかりとふき、ひと口大に切る。オレンジは皮をむき、果肉を取り出してひと口大に切る。
3 ★を混ぜてドレッシングを作る。
4 パクチー以外のすべての材料をボウルに入れて混ぜる。
5 皿に盛り、好みでパクチーを上に飾る。

カロリー393kcal　タンパク質約43.6g　脂質21.6g

絶品ハワイ料理
脳機能向上マグロのポキ

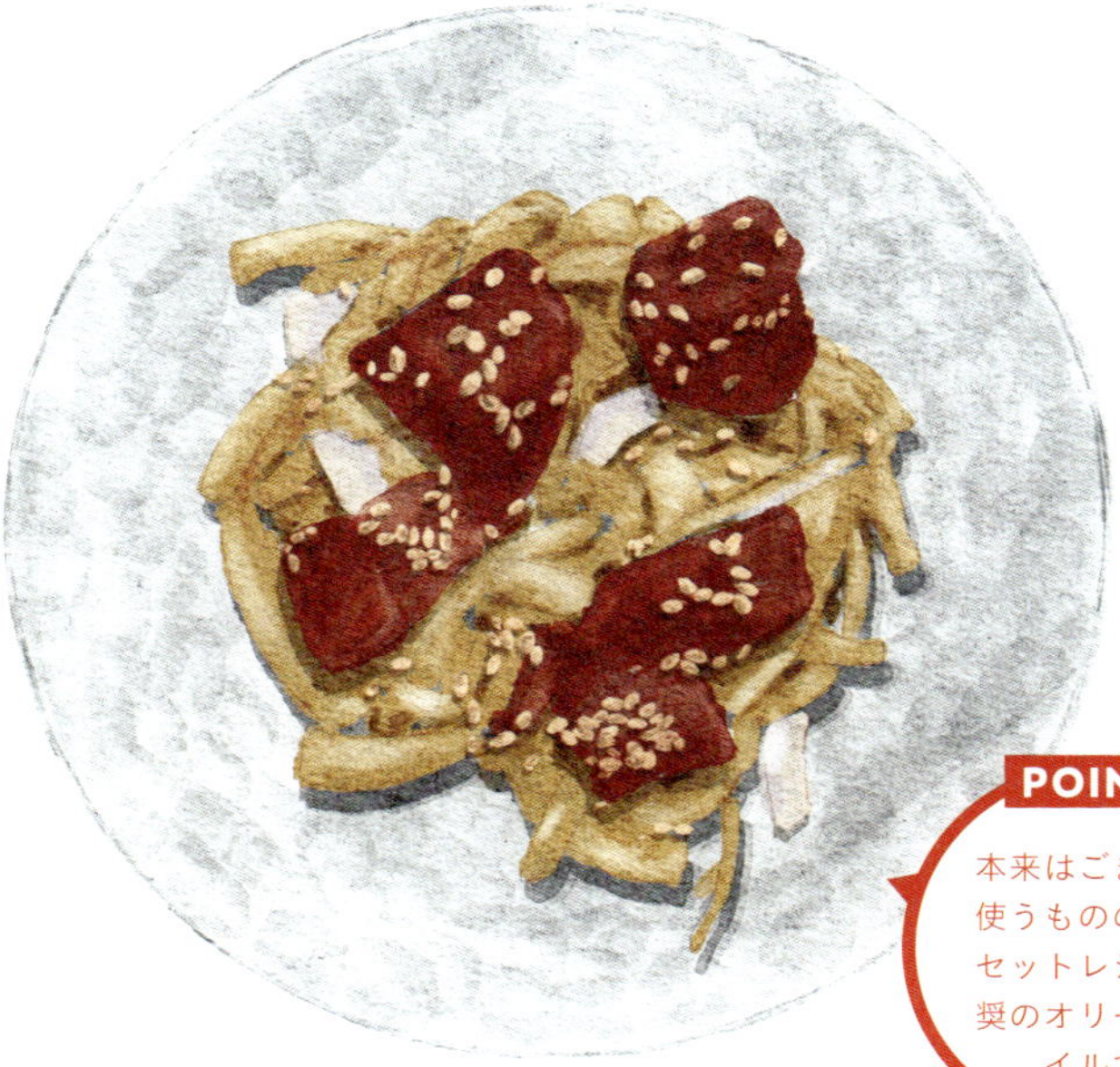

POINT
本来はごま油を使うものの、リセットレシピ推奨のオリーブオイルで

材料（2人分）

マグロ（刺身／赤身）……1柵（150g）
玉ねぎ……1/4個（50g）
しょうが
……5g（みじん切りにした状態で小さじ1程度）
しょうゆ……大さじ1
オリーブオイル……大さじ1
白ごま……大さじ1（10g）
レモン汁……1/4個分（果汁7.5g）

作り方

1 マグロはサイコロ状に切る。玉ねぎは薄切り、しょうがはみじん切りにする。防カビ剤不使用の国産レモンであれば、白い部分を除き、皮だけ少しスライスする。

2 すべての材料をボウルに入れ、よく混ぜ合わせる。

カロリー232kcal　タンパク質35.3g　脂質8.4g

圧倒的なアミノ酸
たらの昆布蒸し

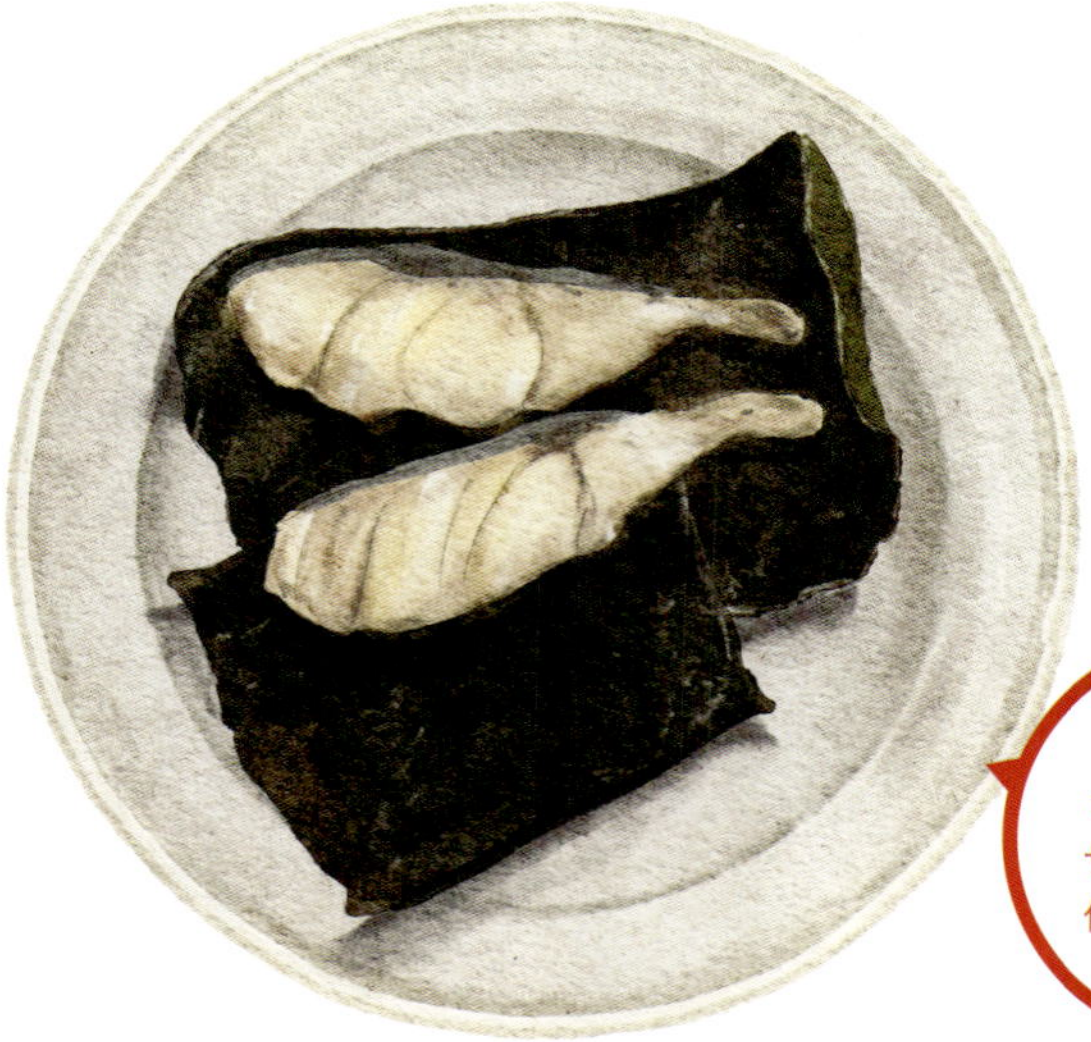

POINT
タイ、ひらめなどの白身魚、サーモンなどで作っても美味しい

材料（2人分）

たら(切り身)……2切れ(200g)
塩……2g(たらの重量の1%)
昆布……たらがのる大きさ
酒……大さじ4
発酵無塩バター(なければ普通のバター)……10g

作り方

1 たらに塩をかけ、冷蔵庫で20分ねかせる。たらの水分をキッチンペーパーなどでしっかりふきとる。
2 昆布を皿に広げ、昆布全体がつかる程度の水(分量外)をかけて5分おき、ふやかす。
3 フライパンに昆布をしき、たらを上にのせる。全体に酒をふりかけて、たらの上にバターをのせる。
4 フライパンを中火にかけ、酒が沸騰したら、ふたをする。たらに火が通るまで5分加熱する。

カロリー599 kcal　タンパク質34.2g　脂質39.4g

10分で簡単料理
さば缶アクアパッツァ

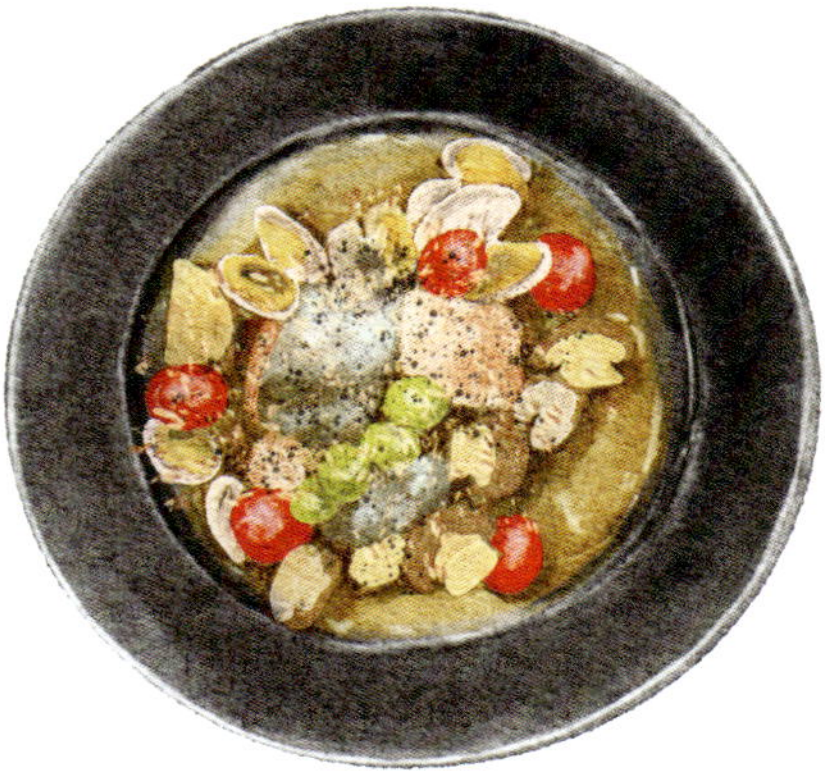

POINT

さば缶で作るから圧倒的時短。食べればやる気がでる1品

材料（2人分）

さば缶	1缶
ミニトマト	5個（120g）
マッシュルーム	4個（60g）
グリーンオリーブ	5個
あさり（砂抜き済み）	6個（50g）
にんにく	ひとかけ（5g）
オリーブオイル	大さじ1と1/2
白ワイン	100ml
塩	小さじ1/4
ミックスハーブ	小さじ1/2
ブラックペッパー	好みで

作り方

1 にんにくは包丁の背でつぶし、マッシュルームは大きい場合は半分に切る。

2 フライパンにオリーブオイル、にんにくを入れて熱し、にんにくの香りを出す。

3 ミニトマト、マッシュルーム、グリーンオリーブ、あさりを加え、さっと炒める。

4 白ワインを加えてふたをし、あさりの殻が開くまで2分ほど強火で蒸す。

5 さば缶を汁ごと加え、全体を混ぜ合わせ、塩で味を調える。

6 器に盛り、ミックスハーブ、好みでブラックペッパーをかける。

カロリー360kcal　タンパク質34.8g　脂質20.6g

野菜が隠し味のおやつ さば缶のリエット

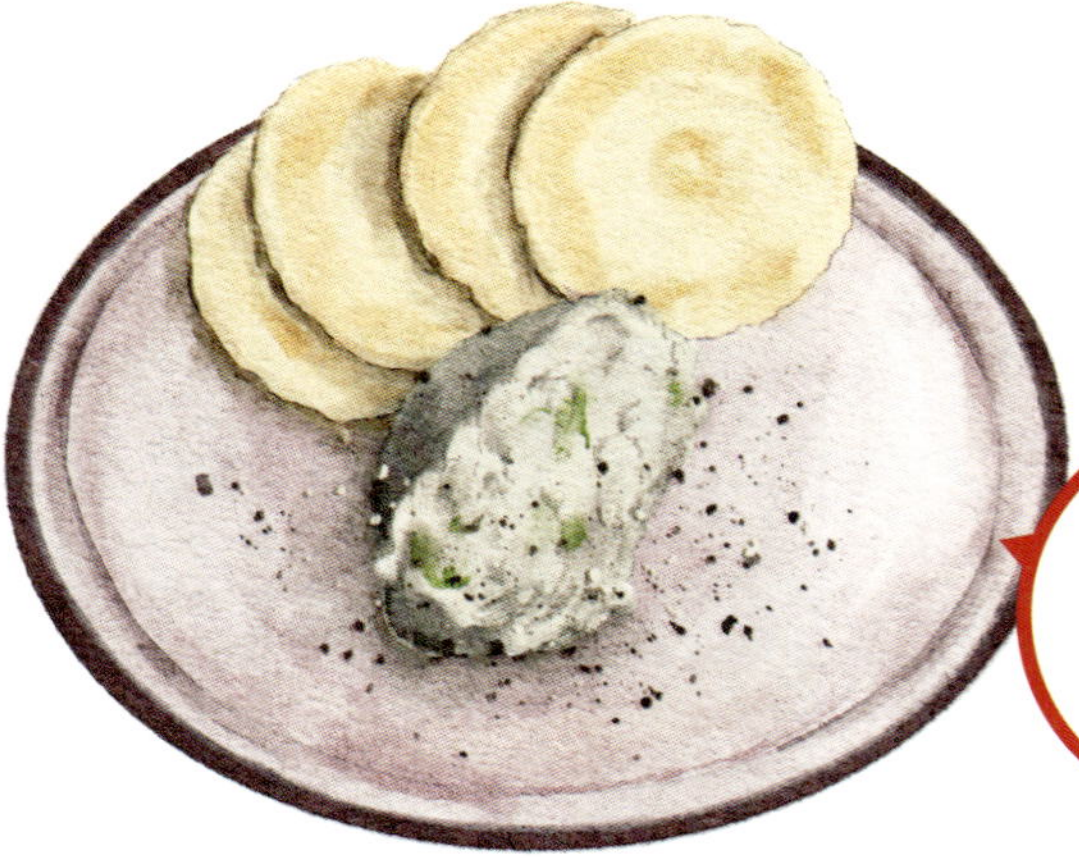

POINT

ミックスハーブはスーパーのスパイスコーナーで入手可能

材料（2人分）

さば缶……1個
ブロッコリー……1/4個(75g)
じゃがいも……1/3個(50g)
にんにく……ひとかけ弱(2〜3g)
オリーブオイル……小さじ1
★ミックスハーブ(ローズマリーとバジルが入ったものがおすすめ)……大さじ1
★塩……小さじ1/2
ブラックペッパー、クラッカー……好みで

作り方

1 ブロッコリー、じゃがいもはひと口大に切り、にんにくは包丁の背でつぶす。

2 1をボウルに入れ、オリーブオイルを加えてざっくり混ぜる。ふんわりとラップをして電子レンジで1分加熱する。全体を混ぜ、もう一度ラップをして、1分30秒加熱する。

3 フードプロセッサーに2、さば缶の身、★を入れてペースト状になるまで攪拌する(一度ふたを開けて周りについたものを落としてから再度攪拌するとなめらかにしやすい)。

4 器に盛り、好みでブラックペッパーをふり、クラッカーを添える。

カロリー452kcal タンパク質32.2g 脂質23.8g

包丁、まな板必要なし 濃厚卵のもやしカルボ

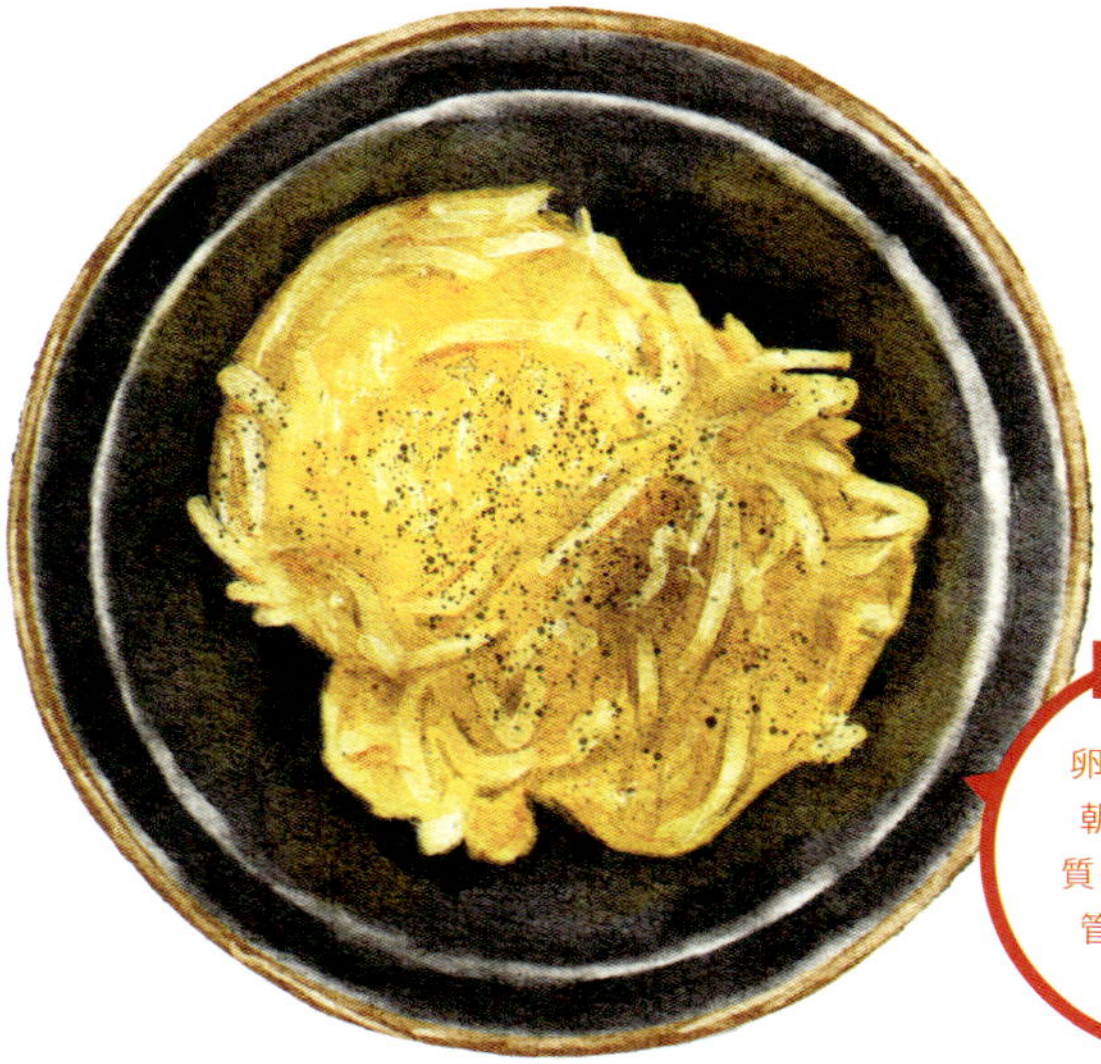

POINT

卵は朝食に◎。朝にタンパク質を摂ると体重管理しやすい(P129参照)

材料（2人分）

もやし……1袋(200g)
卵……4個
粉チーズ……大さじ2弱(10g)
塩……小さじ1/2
ブラックペッパー……好みで

作り方

1 もやしを耐熱皿に広げ、ラップをかけて電子レンジで3分加熱する。

2 ボウルに卵を割り、粉チーズ、塩を加えてよく混ぜる。

3 フライパンに湯を半分ほどの高さまで沸かし、その上に2をボウルごとのせる。湯がボウルに入らないよう気を付けながら、卵がトロッとするまで混ぜる(湯煎する)。

4 卵がトロッとしたら火からおろし、もやしを加えて混ぜ合わせる。

5 器に盛り、好みでブラックペッパーをかける。

カロリー309kcal タンパク質24.2g 脂質19g

抗酸化物質が補給できる ブロッコリーの卵ソースあえ

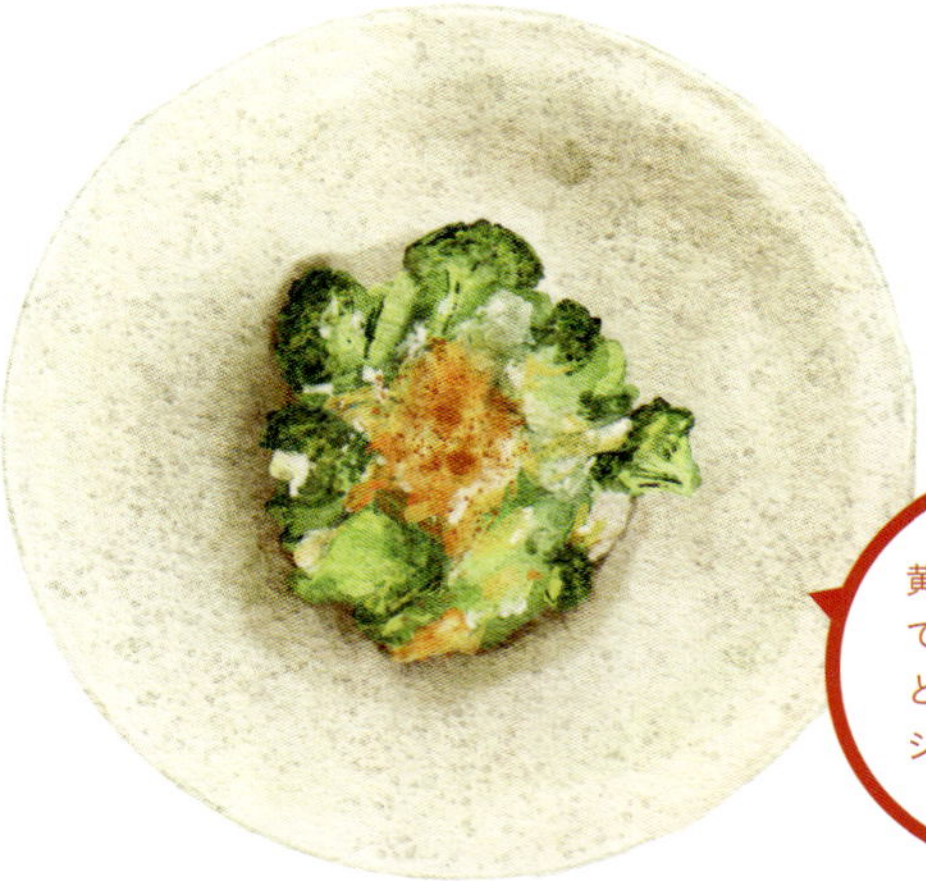

POINT
黄身にフォークで穴を開けることで、電子レンジ内での爆発を防げる

材料（2人分）

ブロッコリー……1個（300g）
玉ねぎ……1/4個（50g）
卵……2個
★オリーブオイル……大さじ1/2
★しょうゆ、マスタード……各小さじ1
★塩……小さじ1/2
パプリカパウダー……好みで

作り方

1 ブロッコリーはひと口大に切り、玉ねぎはみじん切りにする。耐熱容器に入れ、水大さじ1（分量外）を加える。ふんわりとラップをして電子レンジで2分加熱する。全体を混ぜ、もう一度ラップをして、1分加熱する。加熱後はラップを外して冷ましておく。
2 別の耐熱容器に卵を割り入れ、フォークで黄身に穴を開ける。
3 容器にふんわりとラップをして、白身がほとんど固まるまで電子レンジで1分加熱する。白身が固まっていない場合は、さらに20秒加熱する。
4 加熱した卵に★を加え、よく混ぜて卵ソースを作る。
5 1と4の卵ソースをあえて皿に盛り、好みでパプリカパウダーをかける。

カロリー141kcal　タンパク質23.8g　脂質2.6g

体づくりに馬刺しのふわふわしょうがじょうゆソース

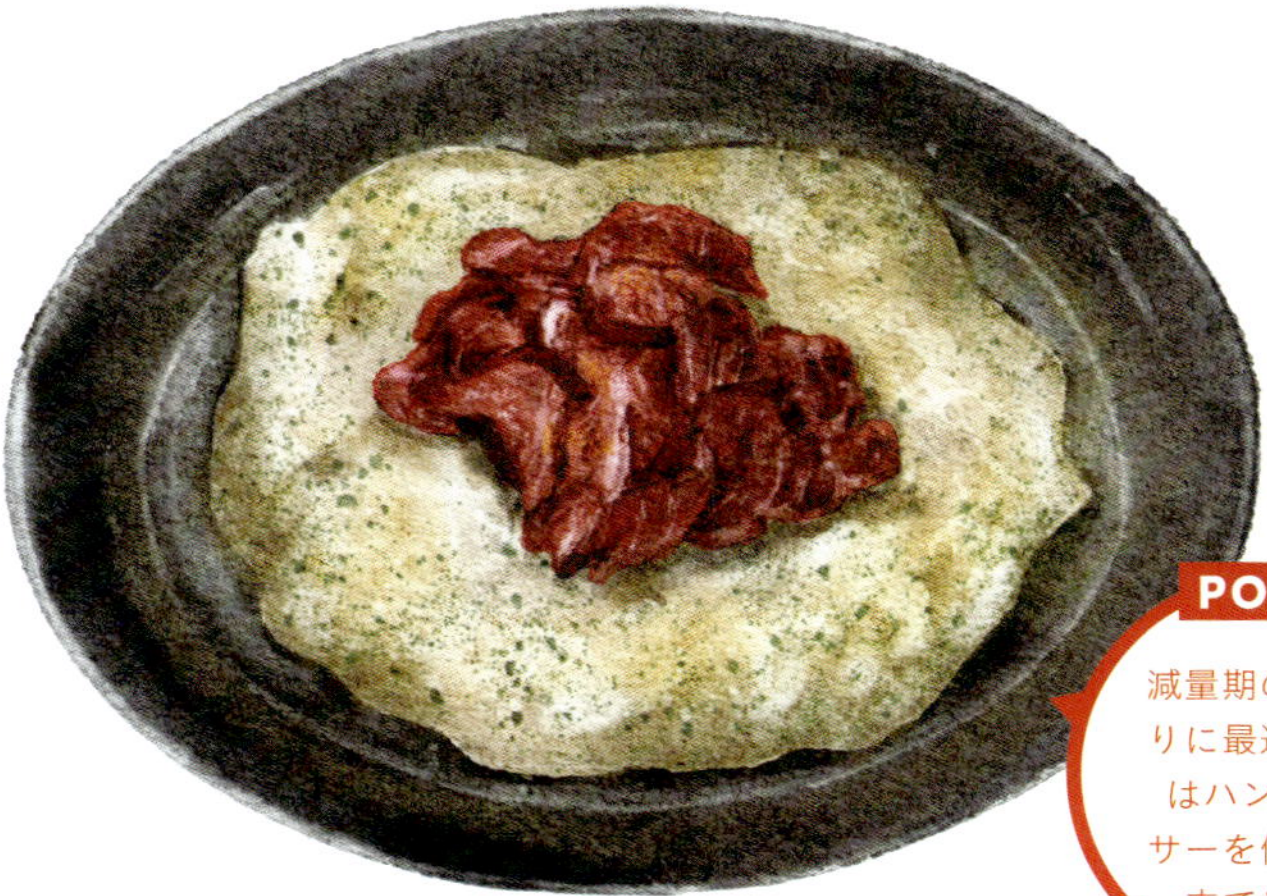

POINT
減量期の体づくりに最適。卵白はハンドミキサーを使うと泡立てやすい

材料（2人分）

馬肉（生食用）……100g
卵白……1個分
大葉……2枚
しょうが（すりおろす）……小さじ1/2弱（2g）
しょうゆ……小さじ1
七味唐辛子（一味でも可）……好みで

作り方

1 馬肉はユッケのように細かく切る。大葉は軸をとり、みじん切りにする。
2 卵白をボウルに入れ、しっかりと泡立てる。しょうゆ、しょうが、大葉を加え、卵白の泡がつぶれないよう切るようにさっくりと混ぜ合わせ、ふわふわソースを作る。
3 器にふわふわソースを盛り、中央に馬肉をのせる。好みで七味唐辛子をかける。

カロリー338kcal　タンパク質64.6g　脂質2.8g

高タンパク！鶏ささみとほうれん草のレモンあえ

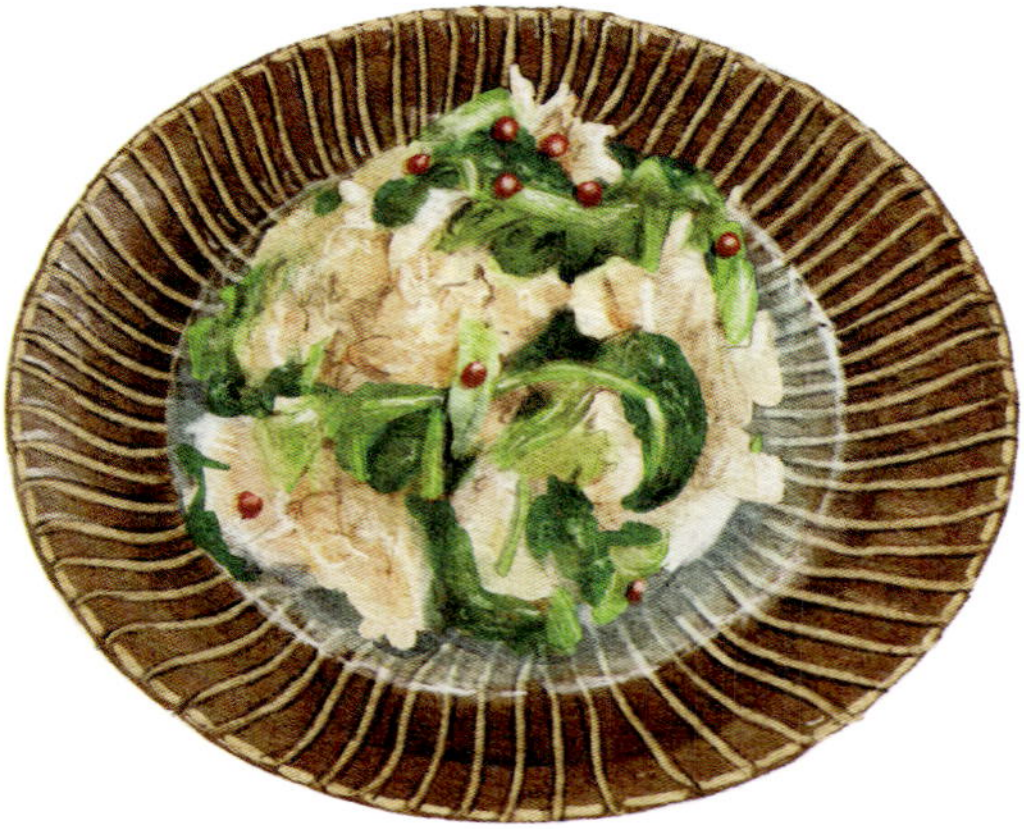

POINT

中年の脳の老化を防ぐほうれん草（P203参照）。積極的に食べたい

材料（2人分）

- 鶏ささみ……250g
- ★片栗粉……大さじ1/2
- ★酒……大さじ1/2
- ★塩……小さじ1/3
- ほうれん草……2/3袋（150g）
- 長ねぎ……1本（100g）
- レモン汁……大さじ2
- 塩……小さじ1/2
- ピンクペッパー（なければブラックペッパー）……6〜9粒

作り方

1 ほうれん草はひと口大に切り、長ねぎは斜め薄切りにする。耐熱容器に入れ、ふんわりとラップをして電子レンジで2分30秒加熱する。

2 ささみは筋をとり、そぎ切りにする。別の耐熱容器に入れ、★を加えてもみこむ。ふんわりラップをしてささみに火が通るまで、電子レンジで2分加熱する。

3 ささみの上に、1、レモン汁、塩を加えて混ぜ合わせ、ラップをせずに電子レンジで1分30秒加熱する。

4 皿に盛り、ピンクペッパーをのせる。

カロリー668kcal タンパク質75.1g 脂質16.3g

炊飯器で作る 高栄養密度リセットスープ

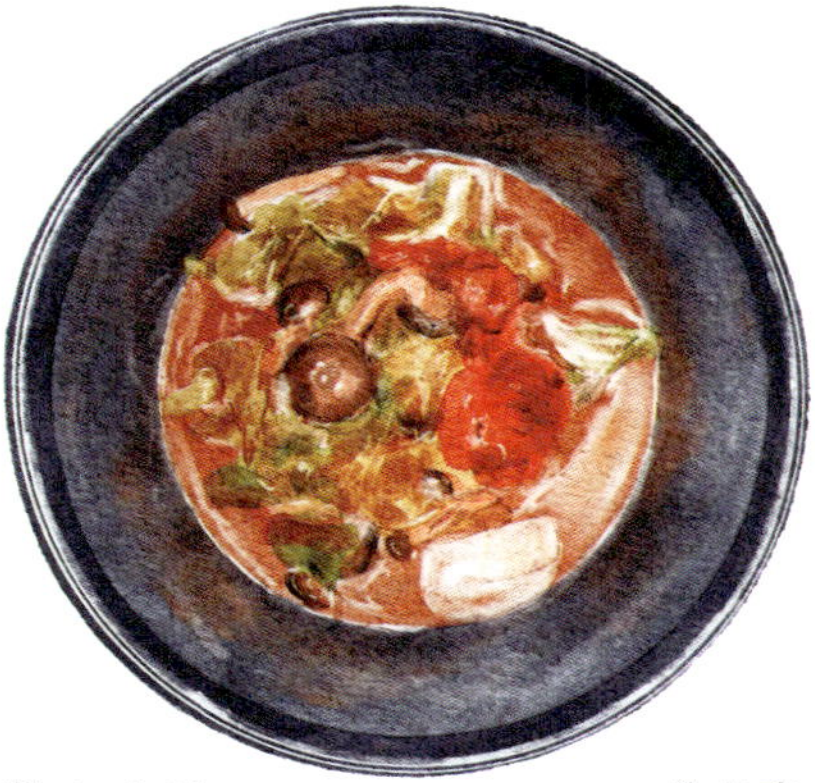

POINT

全くやる気が出なくても作れる作り置き。冷蔵で2～3日保存可能

材料（4人分）

たら（切り身や鍋用にカットされているもの）……300g
キャベツ……1/4個（250g）
長いも……200g
しめじ……1袋（180g）
ブラウンマッシュルーム……1パック（150g）
ホールトマト缶……1缶（400g）
フレッシュバジル（なければドライハーブ1g）……5枚
チキンストック（液体／P32参照）……200ml
バター……15g
塩……小さじ2弱（10g）
ブラックペッパー……小さじ1/4～1/2程度（約10回ほどミルをひねる）

作り方

1 キャベツと長いもはひと口大に切る。しめじは石づきをとってほぐす。ブラウンマッシュルームは石づきがあればとる。

2 炊飯器の内釜にすべての材料を入れて軽く混ぜる。

3 ごはんを炊くときと同じように、炊飯ボタンを押し、加熱が終われば完成。

カロリー500kcal　タンパク質56.8g　脂質5.2g

炊飯器でリセットレシピ
鶏そぼろ大根

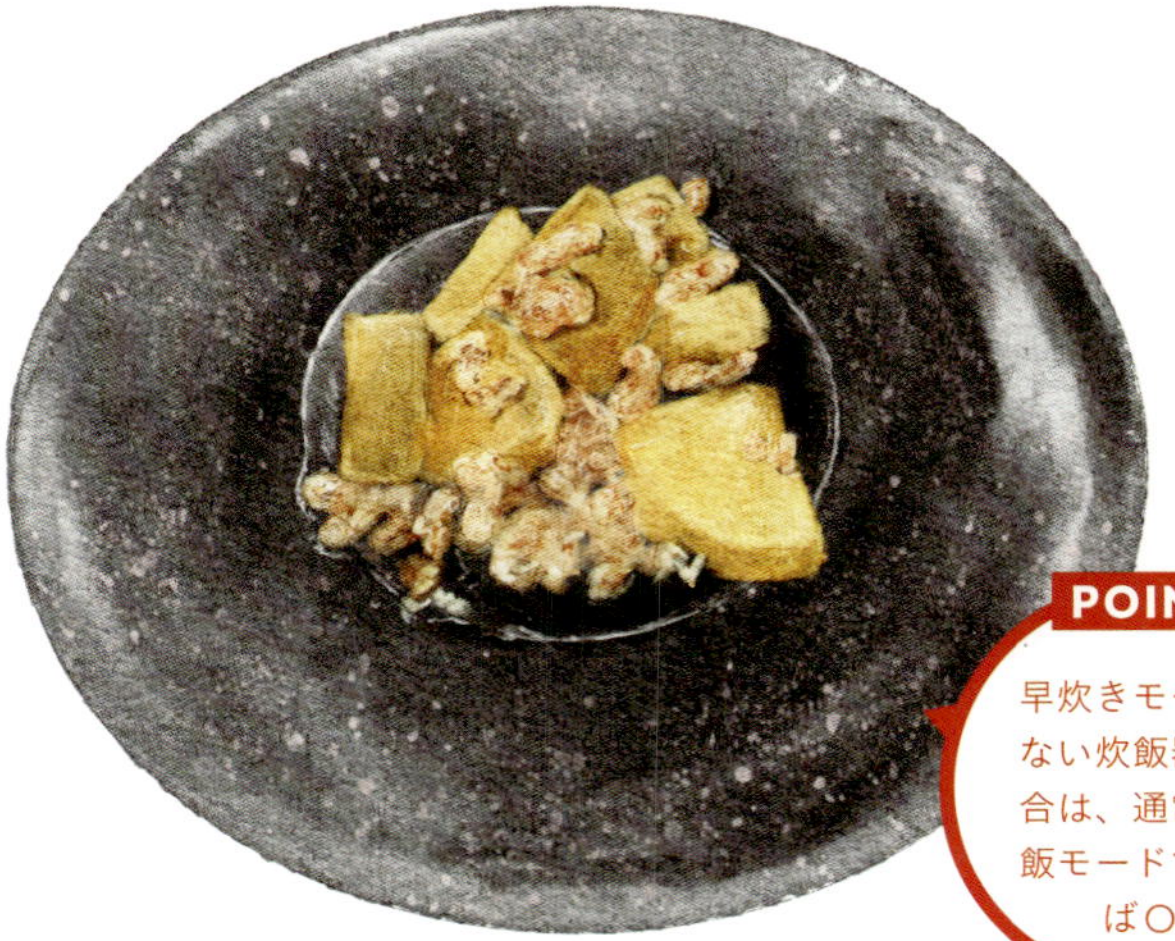

POINT

早炊きモードがない炊飯器の場合は、通常の炊飯モードで作ればOK

材料（4人分）

- 大根 …… 1/2本（800g）
- ★鶏むねひき肉 …… 200g
- ★長ねぎ（みじん切り） …… 1/4本分（20g）
- ★にんにく（みじん切り） …… ひとかけ分（5g）
- ★しょうが（みじん切り） …… ひとかけ分（15g）
- ★しょうゆ …… 大さじ3
- ★酒 …… 大さじ2
- ★はちみつ …… 大さじ1
- ★みそ …… 大さじ1/2
- チキンストック（液体／P32参照） …… 100ml

作り方

1. ボウルに★を入れてよく混ぜる。
2. 大根は厚さ2cmのいちょう切りにする（縦半分に切り、切り口を下にしてさらに半分にして、2cm幅に切る）。
3. 炊飯器の内釜に1、2を入れてざっと混ぜる。
4. チキンストックを加え、炊飯器の早炊きモードで加熱する。
5. 加熱が終わったら上下をひっくり返すように混ぜ、保温状態で10分ほどおく。

カロリー460kcal　タンパク質93.6g　脂質7.7g

低温調理で作る
鶏つくねおろしポン酢

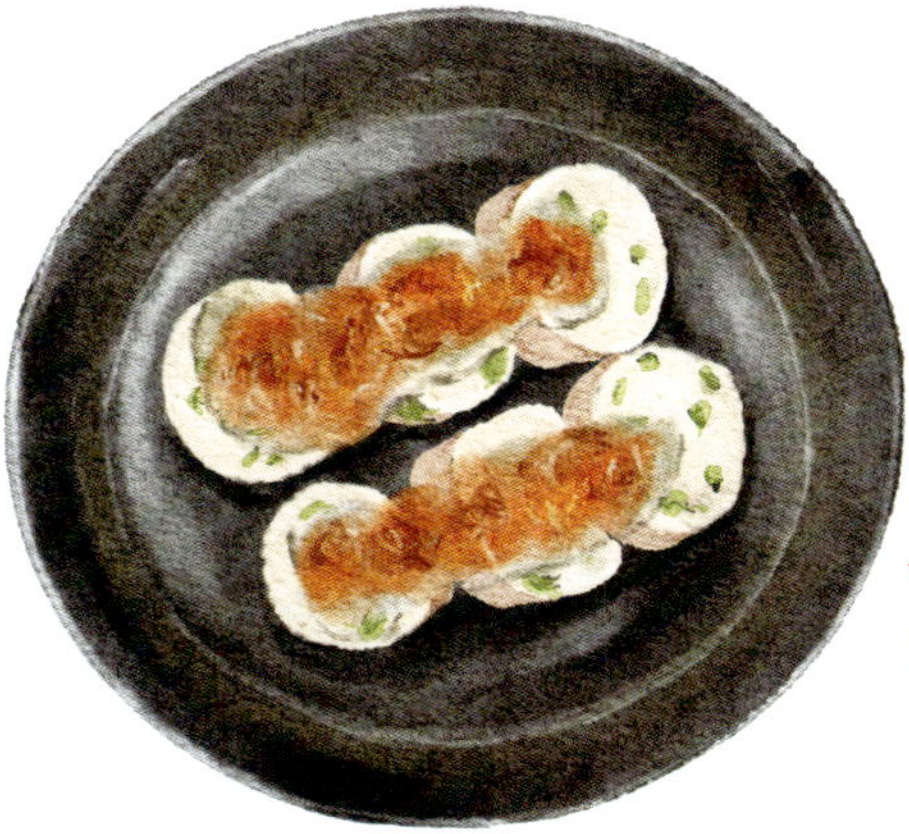

POINT
鶏肉は調理前にドリップ（水け）をキッチンペーパーでふきとること

材料（3～4人分）

- 鶏むね肉（皮なし）……400g
- 長ねぎ……1/4本（20g）
- しょうが……ひとかけ弱（10g）
- ★片栗粉……大さじ1
- ★塩……小さじ1/2
- 大根おろし、ポン酢……好みで

作り方

1 しょうがはすりおろし、長ねぎは小さく切る。一緒にフードプロセッサーに入れ、細かく攪拌する。

2 耐熱容器に入れ、ラップをかけて電子レンジで1分30秒加熱し、粗熱をとる。

3 鶏むね肉は小さく切る。鶏むね肉、★、2をフードプロセッサーに入れ、粗びきにする。

4 ラップ3枚に1/3量ずつ肉だねをのせ、直径5cm以下の棒状に成形してくるむ。

5 ジッパー付き保存袋に入れ、低温調理器（P31参照）で59℃で5時間加熱する（直径4cmだと4時間）。

＊加熱後の状態で、冷蔵は2～3日、冷凍は1か月保存可能。解凍時は低温調理器で59℃で20分加熱。

6 加熱したつくねを好みの大きさに切る。皿に盛り、好みで大根おろし、ポン酢をかける。

カロリー222kcal　タンパク質27.2g　脂質8.2g

驚異の満足感
豚ヒレサラダ

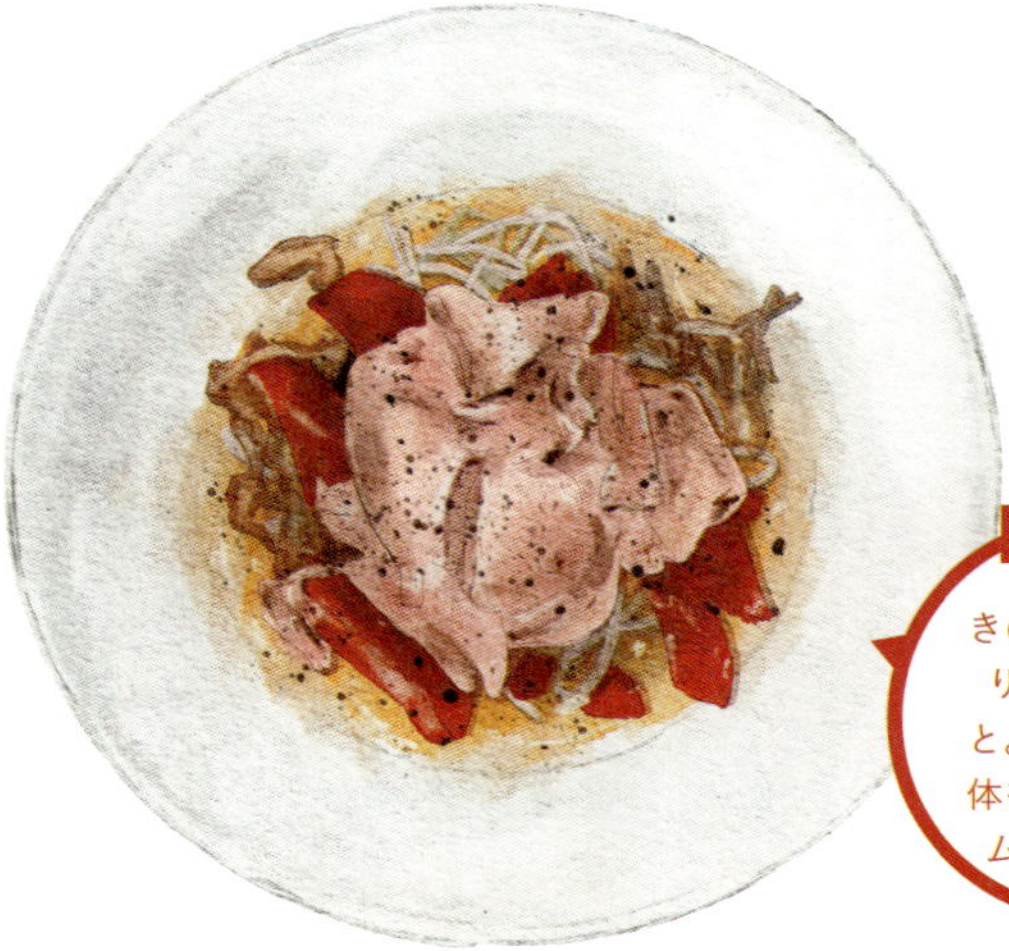

POINT
きのこはしっかり火を通すこと。加熱後は全体を混ぜて加熱ムラをなくす

材料（2人分）

豚ヒレ肉	100g
塩	1g（豚ヒレ肉の重量の1%）
大根	3cm（100g）
トマト	1/2個（75g）
好みのきのこ	1パック（100g）
ポン酢	大さじ1と1/2
オリーブオイル	小さじ1
ブラックペッパー	好みで

作り方

下準備：豚ヒレ肉に塩をし、低温調理器（P31参照）で61℃で4時間加熱する（時間がない場合は63℃で2時間）。

1 大根はせん切り、トマトはくし形切り（1/8サイズ）にする。
2 きのこは石づきをとり、ほぐす。大きめの耐熱容器に入れて、ふんわりとラップをし、電子レンジできのこに火が通るまで2分加熱する。
3 きのこに、大根、トマト、ポン酢を加えて混ぜ、皿に盛る。
4 豚ヒレ肉はひと口大に切って、3にのせる。オリーブオイル、好みでブラックペッパーをかける。

カロリー643kcal　タンパク質12.1g　脂質2.9g

低温調理で失敗なし 超万能調味料塩麹

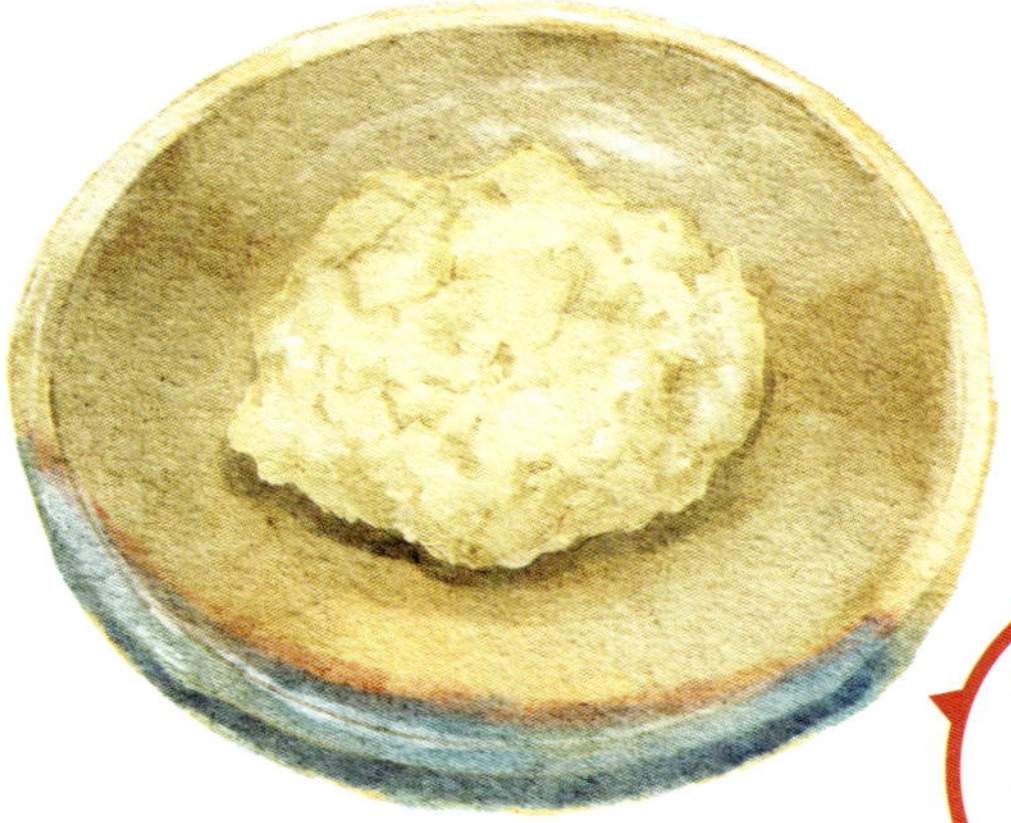

POINT
鶏むね肉をつける、スープの味付けにするなど、塩麹は使い勝手がいい調味料

材料（作りやすい分量）

乾燥米麹	170g
塩	60g
水	230ml

作り方

1 ジッパー付き保存袋に乾燥米麹と塩を入れ、よく混ぜ合わせる。水を加え、全体がしっかりと混ざるまでさらに混ぜる。

2 低温調理器（P31参照）で60℃で8時間加熱する。

カロリー437kcal　タンパク質56.6g　脂質5.7g

味付けは塩麹だけ
激ウマ塩麹海鮮鍋

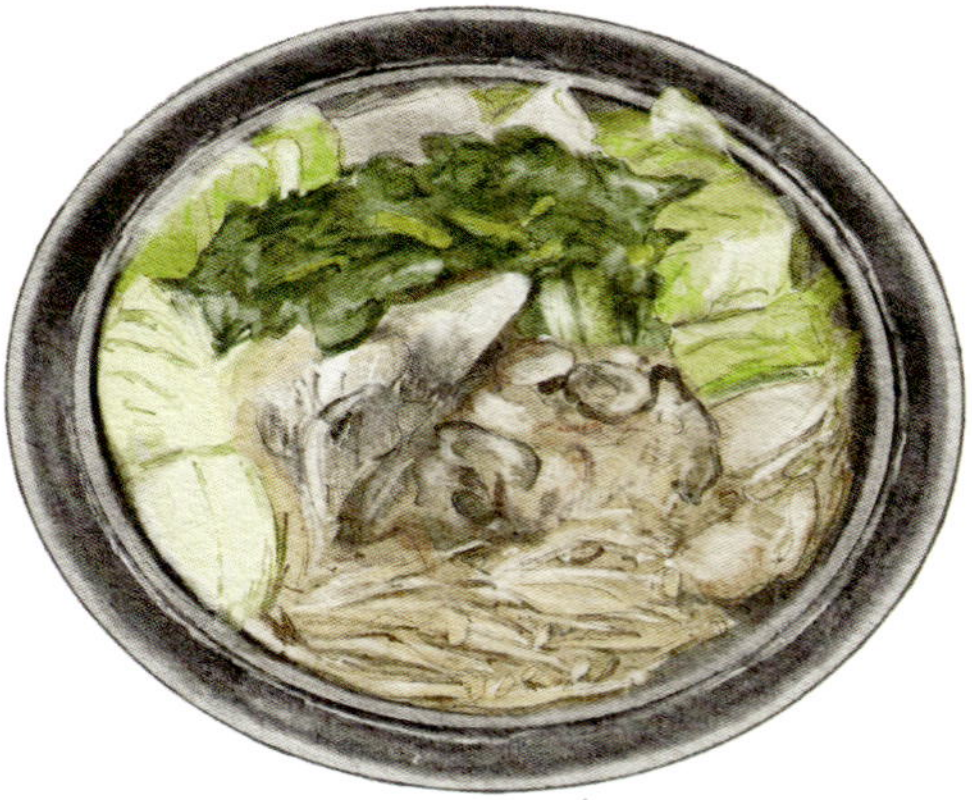

POINT

野菜、きのこ、タンパク質が一気にとれる冬のごちそうレシピ

材料（2人分）

たら	200g
牡蠣	200g
塩麹（P75参照）	大さじ2
白菜	1/8個(250g)
長ねぎ	1/2本(50g)
春菊	1/3袋(50g)
まいたけ	1/2袋(50g)
えのき	1袋(100g)
しょうが	ひとかけ(15g)
★水	600ml
★塩麹（P75参照）	大さじ2

作り方

1 牡蠣はざるに入れ、濃度3%の塩水（分量外）で軽くふり洗いし、水けをしっかりときる。

2 ボウルにたら、牡蠣、塩麹を入れてよく混ぜ合わせ、冷蔵庫に入れておく。

3 白菜はひと口大に切り、長ねぎは斜め切りにする。春菊は根元の固い部分を切り落として半分に切り、まいたけとえのきは石づきをとり食べやすい大きさにほぐす。しょうがはせん切りにする。

4 鍋に★を入れて中火にかける。煮立ったらすべての具材を加え、火が通るまで煮込む。

カロリー170kcal　タンパク質8.3g　脂質1.1g

普段の料理を圧倒的に楽にする重ね煮

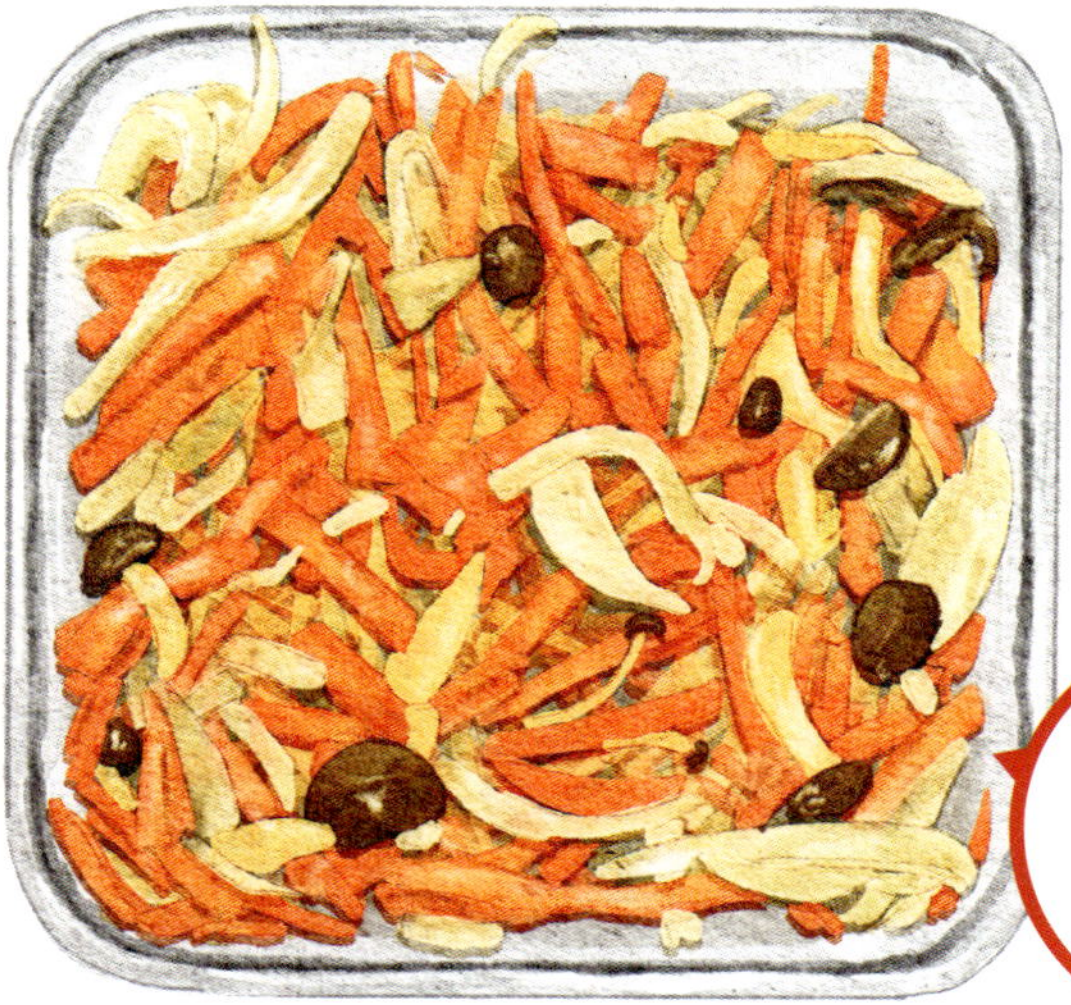

POINT

冷蔵で2～3日保存可能。みそ汁の具材としても野菜だしとしても◎

材料（作りやすい分量）

しめじ……1/2袋(100g)
玉ねぎ……1個(200g)
にんじん……1本(200g)
塩……ひとつまみ(1.5g)×2回

作り方

1 しめじは石づきをとり、ほぐす。玉ねぎは薄切り、にんじんは細切りにする。

2 鍋に塩ひとつまみをふり、しめじ、玉ねぎ、にんじんの順に重ねる。さらに塩ひとつまみを全体にふる。

3 ふたをして弱火で30分ほど煮て、全体をよく混ぜ合わせる。粗熱がとれたら冷蔵庫に入れ、保存する。

カロリー49kcal　タンパク質3.2g　脂質1.1g

インスタントレベル
秒速みそ汁

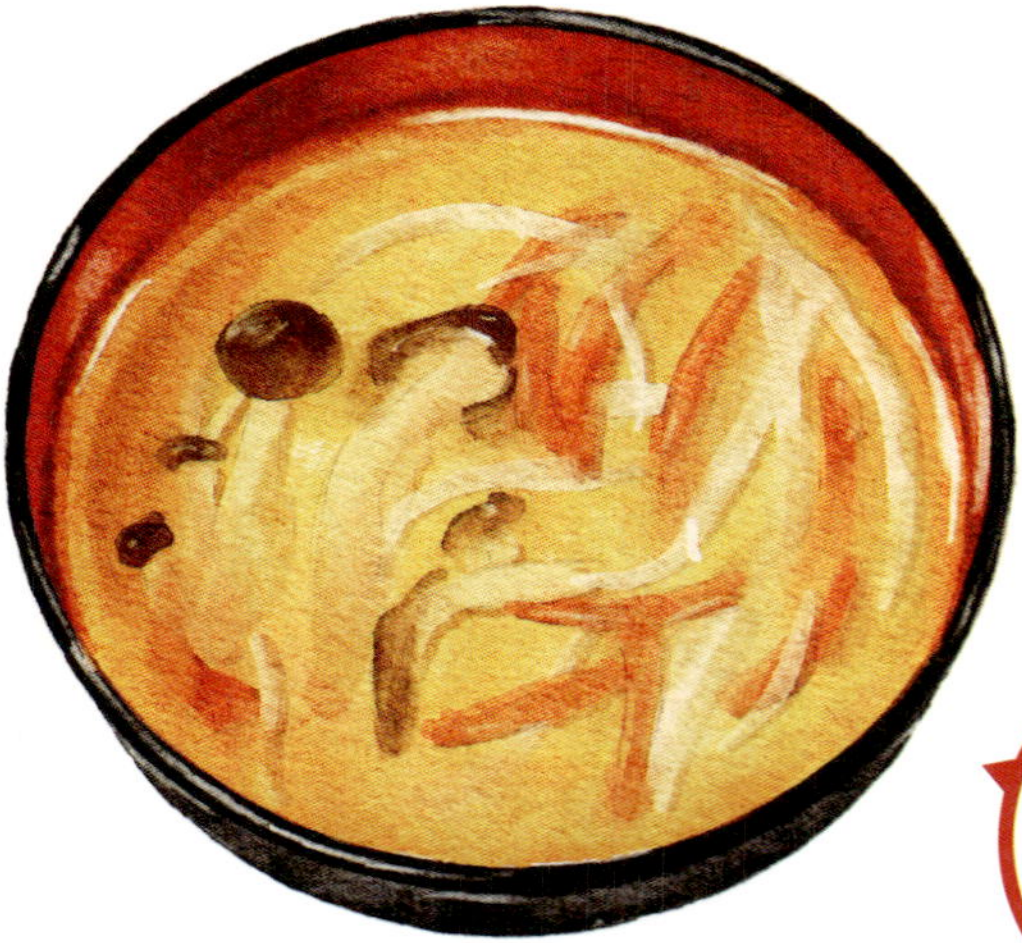

POINT
野菜やきのこからだしが出ている重ね煮はみそ汁に最適

材料（1人分）

重ね煮（P77参照）……50g
みそ……大さじ1
お湯……150ml

作り方

お椀に重ね煮、みそ、お湯を入れて、よく混ぜる。

カロリー108kcal　タンパク質19.3g　脂質0.3g

白身魚の低温調理重ね煮あんかけ

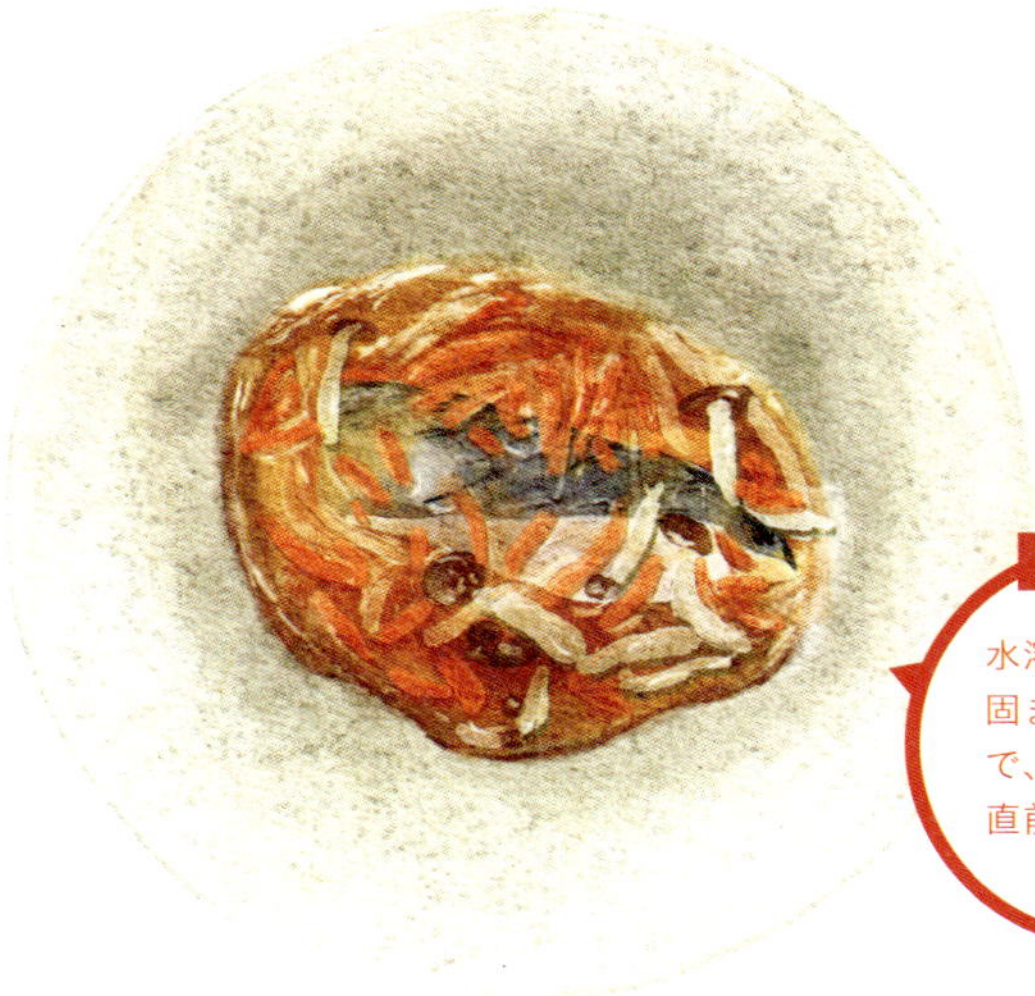

POINT
水溶き片栗粉は固まりやすいので、鍋に加える直前にもう一度混ぜる

材料（1人分）

白身魚（切り身）……1切れ
塩……魚の重量の1.1%
★チキンストック（液体／P32参照）……100ml
★重ね煮（P77参照）……50g
★塩……ひとつまみ（1.5g）
片栗粉……大さじ1/2
水……大さじ1

作り方

1 白身魚の全面に塩をまぶし、10分ほど冷蔵庫におく。出てきた水分をキッチンペーパーなどでふきとり、ジッパー付き保存袋に入れ、低温調理器（P31参照）で60℃で30分加熱する。
2 片栗粉に水を加え、水溶き片栗粉を作る。
3 鍋に★を入れて中火にかける。沸騰したら、火を止めて水溶き片栗粉を加え、混ぜ合わせる。
4 皿に白身魚を盛り、3をかける。

カロリー97kcal　タンパク質1.4g　脂質1.4g

超低カロリースイーツ カカオ寒天ゼリー

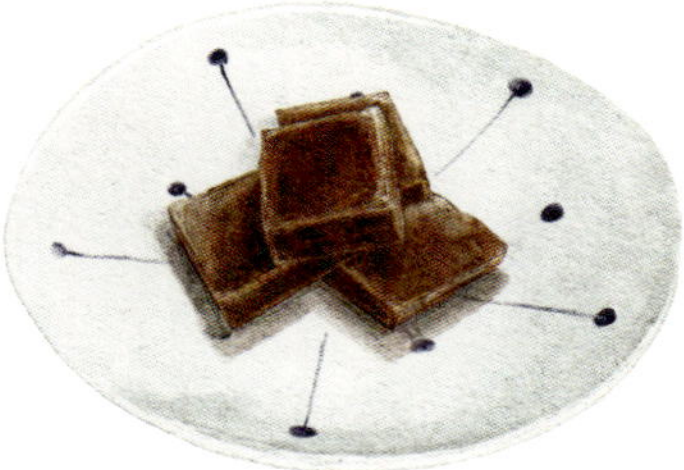

材料（作りやすい分量）

水……300ml
粉寒天……2g
はちみつ、カカオパウダー……各大さじ1

作り方

1. 鍋に水、粉寒天を入れ、ゴムべらなどでよく混ぜながら、中火で沸騰させる。
2. 沸騰したら、少し火を弱めて沸騰状態を保ちながらよく混ぜ2分ほど加熱する。
3. 火を止め、はちみつとカカオパウダーを加えてよく混ぜる。
4. 保存容器やバットにラップをしき、3をざるなどで濾しながら流し込む。
5. 粗熱がとれたら冷蔵庫で1時間ほど冷やし固め、ひと口大に切る。

カロリー175kcal　タンパク質4.3g　脂質12.2g

一瞬でできる 抗酸化ジェラート

材料（1人分）

冷凍ミックスベリー……100g
ミックスナッツ（無塩）……20g

作り方

すべての材料をフードプロセッサーに入れ、なめらかになるまで撹拌する。

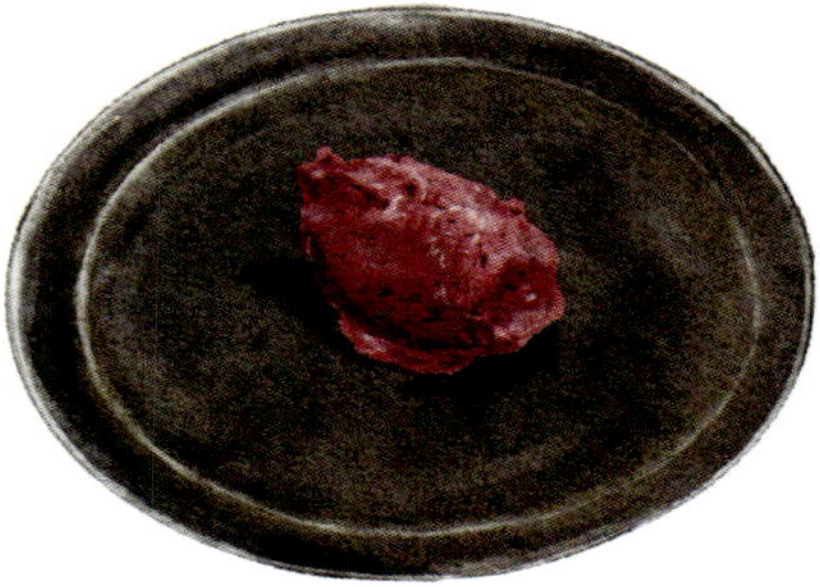

つっしー流

料理の極意

1食400グラムでメニューを考える

大食い番組で「どれくらい食べたか」を判定するときに、秤《はかり》で重量を調べることがよくあります。そのときの満腹感には、やはり重量が大きく関係するのです。

では、私たちは普段から、どのくらいの重量を食べているのでしょうか。

とくに大食いの人でなければ、1食400グラム食べると充分に満足できます。一例を挙げると、吉野家の牛丼の並盛が350グラムです。ラーメンの麺も並で200グラム、大盛りにすると300グラムくらいの店が多く、トッピングを加えても400グラムは超えないところで収まります。

フレンチなどのライトなコース料理も、だいたい全部合わせると400グラムくらいです。**私たちが1回に食べられ、しかも満足できる量は400グラムなのです。**

だから、日々の食事を考えるときに、まず1食400グラムを目安にします。**その400グラムの内容を、できるだけカロリーが低く、かつ栄養価の高いもので組み立てていけばいい**のです。

仮に、吉野家の牛丼並盛りと同じ350グラムの丼物を自分でつくるとしたら、まずはごはんをうんと減らします。そして、その分の重量で魚や海藻をたっぷり入れた海鮮丼にしたり、鶏のむね肉と卵と玉ねぎをふんだんに使った親子丼にしたりすることで、栄養価がずっと高い一品が出来上がります。

もっとも、リセットレシピには丼物はやや不向きです。もっと効率のいいレシピを取り入れていきましょう。

たとえば、本章で紹介している「高栄養密度リセットスープ」（P71参照）の場合、私は一度に4食分を作りますが、1食分はだいたい350～360グラムです。それで167キロカロリーしかありません。しかも、タンパク質が18グラム、食物繊維が4・5グラム、ビタミン類もそれなりに摂れます。

一方で、吉野家の牛丼並盛は600キロカロリーを超えます。だから、外食ばかりの状況を放置しているとマズいのです。外食してもいいけれど、爆食してもいいけれど、その後はリセットレシピで「なかったこと」にしていきましょう。

つっしー流

料理の極意

ほとんどの野菜は生で気軽に食べられる

リセットレシピにおいて、野菜は最重要です。私自身、多いときには1キロ、平均して400グラムの野菜を毎日、食べています。生のまま食べることも多いので、調理の手間もかかりません。

多くの日本人にとって、生のまま食べる野菜は限られており、レタスなどの葉物野菜をサラダにするか、なすやきゅうりを漬物にして食べるくらいです。一方、欧米では、ほうれん草だろうとブロッコリーだろうとアスパラガスだろうと生で食べます。実際に、ほとんどの野菜は生で食べられるのです。

トウモロコシも生で食べられます。生のままでは固くて食べづらいと感じるとしたら、収穫から日にちが経ってみずみずしさが失われているためです。そういった場合は、もちろんゆでます。思考停止でなんでも加熱するのではなく、状況次第で生で食べるか、加熱するかを決めればいいのです。ちなみに、にんじんやトマトなどは加熱したほうが栄養の吸収率は上がるという事実もあります。**加熱すれば嵩《かさ》が減って量が食べられますから、もちろん、おひたしなどの加熱調理も大いに取り入れてOK**です。ただ、基本的には「ほとんどの野菜は生で気軽に食べられる」と覚えておきましょう。なお、きのこ類には注意が必要です。生で食べていいのはマッシュルームだけ。それ以外のきのこは火を通しましょう。

つっしー流
料理の極意

野菜に捨てる部分は1つもない

にんじん、じゃがいも、大根、長いも……根菜類の皮はむいて使っている人が多いと思います。でも、私はそんなもったいないことはしません。**皮や、皮と身の間の部分に、いい栄養素がたくさん詰まっている**からです。

たとえば、さつまいもの場合、皮の紫色の部分にファイトケミカルの一種であるアントシアニンがたっぷり含まれています。ところが、皮をむいてしまったらその素晴らしい成分が摂れません。

根菜に限らず、なす、トマト、ズッキーニ、かぼちゃのような実野菜も、すべて皮も食べてしまったほうが栄養的にいいのです。私が必ず皮をむくのは、アボカドくらいです。

もし、大根の皮はないほうが味が染み込みやすいとか、かぼちゃやトマトの皮は口の中に残るから嫌だというようなことがあれば、むいた皮は捨てずに取っておきましょう。大根の皮なら細切りにしてきんぴらが作れます。**かぼちゃやトマトなど実野菜の皮は乾燥させたり冷凍したりしておいてだしをとるのに使いましょう。１００円ショップやスーパーに行けば、空のティーバッグが買えるので、冷凍した野菜の皮を入れて即席だしパックの完成**です。皮だけでなく、実野菜のヘタの部分もいいだしがとれますし、ブロッコリーなどの茎の部分も充分に食べられます。「野菜に捨てる部分は１つもない」と考え、徹底的に活用しましょう。

つっしー流
料理の極意

果物の皮は栄養の宝庫

たいていの果物には外皮があります。私の場合、使える皮は全部使います。

最近のぶどうやプラムのようにそのまま食べることが前提となっているものはもちろんのこと、りんご、ナシ、もも、キウイも皮はむかずにそのまま食べます。そのほうが美味しいと感じるし、皮の近くに、栄養素が多く詰まっているからです。

もし、ももやキウイの産毛が気になるなら、さっと洗ってペーパータオルで拭けば取れてしまいます。

オレンジなど柑橘《かんきつ》系については皮をむきますが、それも活用します。白いワタの部分を取り除いて水に入れておくだけで、フレーバーウォーターが出来上がります。皮を乾燥させてお湯を注げば、フレーバーティーにもなります。

フレーバーウォーターやフレーバーティーに適しているのは、香り成分が強い果物です。柑橘類、もも、メロンなどは、部屋に置いておくだけで香りがしますね。そういう果物が向いています。一方で、ぶどうやキウイは食べればいい匂いがするけれど、放置しておいてもあまり香りが立ちませんね。こうしたものは皮の再利用も難しいので、なおさらそのまま皮ごと食してしまいましょう（ただしこれは健康な大人の話。幼児や消化器系が弱い人は、皮をむいたほうがいい場合が多いので、食べる果物によって判断を）。

つっしー流

料理の極意

「五味」のバランスが美味しさを決める

私たちが感じる味は、塩味、甘味、酸味、苦味、旨味の５つです。これらは「五味」と言われ、すべて舌で感じ取ります。一方で、辛味や渋味は、刺激やしびれとして感じ取っており、五味とは別のものとされます。

五味のうち、塩味と旨味の２つは別格で、美味しい料理を作るためにマストの要素と考えてください。

日本料理も中華料理もフレンチもイタリアンも国籍不明料理も、あるいはハンバーガーやラーメンであっても、塩味と旨味はなんらかの形で入っています。日本料理の場合、煮物やすき焼きなど、そこに甘味が加わることも多くなります。

いずれにしても、**塩味と旨味が突出しており、五味の配分は同じ割合にする必要はないし、してはいけません。**もし、酸味や苦味が他の要素と同じくらいに入っていたら、美味しくはなりません。

そもそも、私たちの遠い祖先の時代には、酸味は腐っているときに、苦味は毒が含まれているときに感じ取った味覚です。ちょっとでも入っていたら強く感じるようにできているため、ほんの少し加えるくらいでいいのです。

なお、塩味については92ページに、旨味については94ページから詳しく説明しておきますので、それを参考にしてください。

つっしー流
料理の極意

塩味は1％と覚える

料理の味を調えるときの大きなポイントとなるのが塩味です。

人間の体液は、だいたい0・9％の塩分濃度です。鼻うがいをするときや目を洗いたいときには、0・9％の生理食塩水を使って行えばスムーズですが、真水でやったら鼻も目もかなりの痛みを感じます。

逆に、塩分濃度が強いものも、私たちの体は受け付けません。ある映画に、毒を飲まされた主人公が塩をがーっと飲むことで吐くシーンがありますが、それは強い塩分に対する体の拒絶反応を利用してのものです。

このように、**私たちは体内の塩分濃度を変えたがらないため、その濃度に近いものほど違和感なく食べられるようになっています。**だから、食事を作るときも、塩分濃度を0・9％にするだけで「美味しい」と感じるものができるのです。

0・9％ではあまりにも細かいので**1％と考えておくと、味がまとまります。たとえば、300グラムの食材に対してなら3グラムの塩分ということです。**

3グラムの塩分は、食卓塩ならだいたい小さじ2分の1、しょうゆなら大さじ1くらいに相当します。こうした濃度を覚えておいて調味料を組み合わせ、いつでも1％を維持すればOKです。

つっしー流

料理の極意

旨味は
この4つをとりあえず覚える

旨味成分として有名なものに、グルタミン酸、イノシン酸、グアニル酸、コハク酸の4つがあります。

このうち、なんと言ってもメジャーなのが、グルタミン酸です。**グルタミン酸は、アミノ酸系の旨味成分で昆布に非常に多く含まれます。また、トマトやチーズにも含まれます。**ヨーロッパでトマトソースが重宝されるのも、グルタミン酸の力で料理が美味しくなるからでしょう。

イノシン酸は、魚や肉など動物性の食材に多く含まれる核酸系の旨味成分です。代表的なのがかつお節ですが、ほかの魚介類にも多く含まれます。

グアニル酸はやはり核酸系できのこ類に多く、コハク酸は有機酸系で貝類に多く含まれます。ただ、いずれにしても「あくまで主に」ということであり、多くの食材がさまざまな旨味成分を含んでいます。

こうした旨味成分を上手に引き出すことで、料理の味がうんとアップします。

とはいえ、やたらと混ぜればいいというものではありません。多く加えれば複雑味は増しますが、それにより味のバランスが崩れてしまうこともあるからです。

家庭料理では、旨味成分は2つ組み合わせるのがベストでしょう。

つっしー流

料理の極意

2つの旨味で
味を7~8倍アップする

家庭料理において旨味成分は2つ組み合わせると素晴らしい相乗効果が生まれるとして、具体的にどうすればいいのでしょうか。

相乗効果を生み出す2つの旨味成分の組み合わせの基本は、「アミノ酸系のグルタミン酸+核酸系のイノシン酸」と覚えておきましょう。形としては「1+1」なのに、これで感じられる味わいは7~8倍くらいにアップします。**昆布とかつお節でとっただしが、まさにその典型です。**

これが昆布と干ししいたけであれば、「アミノ酸系のグルタミン酸+核酸系のグアニル酸」となります。そのほか、「アミノ酸系のグルタミン酸+有機酸系のコハク酸」とか「核酸系のイノシン酸+有機酸系のコハク酸」など、組み合わせは考えられますが、グアニル酸やコハク酸はどうしても食材が限られてくるので、ちょっと上級者向き。まずは、「グルタミン酸+イノシン酸」を徹底しましょう。

昆布やかつお節のほかにも、グルタミン酸やイノシン酸を含んだ食材はいろいろあるので、それらを組み合わせていけばいいのです。

たとえば、グルタミン酸が多いトマトと、イノシン酸が多いしらす干しを使うと、とても美味しいおつまみが作れます。

つっしー流
料理の極意

水分が抜けると
美味しさ爆上がり

だしをとるときの昆布は乾燥させたものであって、生ではありません。かつお節、干ししいたけ、煮干しなども同様で、いわゆる「乾物」と呼ばれます。

これらを見てもわかるとおり、**ほとんどの食材は乾燥させることで旨味が増します。たとえば、トマトでだしをとるときには、ドライトマトを使うとベターです。**

どんな食材にも水分が含まれており、乾燥させて水分を飛ばすことで、絶対的な重量は減る一方、本来の味そのものや栄養価は凝縮されるのです。生ハムは、豚肉の塊を塩蔵し、期間をおいて洗ってから乾燥させますが、それによって旨味が凝縮します。

旨味を引き出すためには、冷凍するのも1つの方法です。たとえば、きのこを鍋に入れるときなど、一度、冷凍してから使うと、そのまま入れるよりもいいだしが出ます。

だから、余らせた食材、野菜の切れっ端、さばいた魚の骨など、本来だったら捨ててしまうようなところもとっておき、乾燥させたり冷凍したりして、だしをとるときに使ってみてください。

乾燥させるには、私は食品乾燥機を使っていますが、一番低い温度設定にしたオーブンでじっくり加熱するのでもいいでしょう。トースターでは焦げてしまいますから、あくまでオーブンを用いてください。

つっしー流

料理の極意

旨味と噛み応えで
食欲はコントロールできる

現代人に肥満が増えている理由の1つに、「食欲のコントロールが利かなくなっていること」があります。本来であれば満腹になっているはずなのに、「食べ足りない」と感じてしまうのです。

そうした状況から抜け出すカギは2つ。旨味と嚙み応えです。

旨味を強く感じる料理ほど、満腹感を得やすくなります。満腹感が得られれば、自然と食べる量も減ります。だから、爆食してしまった翌日などはとくに、旨味を意識したレシピが重要になってきます。

咀嚼《そしゃく》回数も、重要なファクターです。**嚙んでいることで脳が「食べている」と認識するため、咀嚼回数が増えるほど満腹感を得やすくなり、やはり食べる量を減らせます。**

たくさんの咀嚼が必要となるのは固いもの、嚙み応えがあるものです。

そういう意味では、野菜は生で食べたほうがいいのです。たとえば、柔らかくゆでた大根は、2〜3回嚙むだけで飲み込めてしまいます。でも、野菜スティックとして生で食べたら、かなり嚙まねばなりません。

肉も、ひき肉でつくったハンバーグよりは、鶏のむね肉など脂肪の少ない塊の肉をよく嚙んで食べるのがより良いでしょう。

つっしー流
料理の極意

調理法は1つにする

自分で健康にいい料理を作り続けるために大事なのは、「面倒にならない」ことです。そのためにも、調理法はシンプルにするに限ります。

野菜は生で食べるほうが満腹感がでるとはいえ、加熱しなければならないものがあるなら、いちいち分けないほうがいいでしょう。鍋に入れる野菜はねぎだろうと春菊だろうとしいたけだろうと全部火を通すように、**「生なら全部生、加熱するなら全部加熱する」と割り切ってしまったほうが調理はスムーズ**です。

プロの場合、1つの料理を完成させるまでにたくさんの調理ステップを踏みます。たとえば、筑前煮を作るとしたら、鶏肉、ゴボウ、レンコン、にんじん、しいたけ、こんにゃくなど、それぞれの材料を全部別の鍋で調理し、最後に合わせます。それぞれの食材に適した味付けや加熱時間があって、それによってより美味しくなり、見た目もきれいに仕上がるからです。

でも、私たちがそんなことをする必要はありません。1つの鍋なりフライパンなりに、一度に全部の材料を投入し、調理してしまうのが一番です。

それに、調理過程が増えるほど、栄養素も失われていきます。**なるべくごちゃごちゃいじらないことが、リセットレシピには必要**なのです。

第2章

食事報酬とセットポイント理論

―頭のいい人は何を食べているのか―

セットポイントと食事報酬 ～リセットレシピ理論編～

ここまで、具体的なレシピと料理の極意をつっしーに紹介してもらいました。

心身共に健康で、楽しくかっこよく生きていきたいみなさんが、毎日どんなものを食べていけばいいのかについて、感覚的に理解できたことと思います。

ここからは、リセットレシピの食材選びや調理法のベースにもなっている「セットポイントと食事報酬」という理論について説明していきます。私の食生活は、すべてこの理論に則《のっと》って成り立っていると言っても過言ではありません。

もちろん、最初は1章のレシピを、記載されている通りに作り、食べてくれるだけでOKです。

それによって、みなさんの心身は変わり始めます。なぜなら、1章で紹介するレシピは、自然と「セットポイントと食事報酬」理論を体現できるようになっているからです。

そして、慣れてきたら、2章以降について、じっくり検討してみてください。「セットポイントと食事報酬」理論に関する理解が深まることで、1章のレシピが紹介されている理由も、より納得がいくでしょう。

そこまできたら、もう完全に勝利したも同然です。

1章のレシピの内容を、より自分が好きな食材や、スーパーで見かけた旬の食材に置き換えるなどのアレンジも自由にできます。

自分で一からオリジナルレシピを考え出すことも可能です。

外食したときには、どのメニューを選べばいいか瞬時に判断がつくようになります。

つまり、食に関して私と同じように行動できます。

では、早速そのためのページをめくっていきましょう。

人生うまくいく人と、何をやっても冴えない人

同じような環境に生まれ、同じようなスタートを切っていても、いつしか差がついてくるのが人生です。ある人は高い評価を受けいきいきと過ごしているのに対し、ある人は不満だらけの冴えない日々を送っているというように。

後者のなかには、「自分はこんなものだ」とネガティブに考え、前者になることをなかば諦めている人もいます。

□ 人間には自動的に正常値に戻る機能が備わっている

人はいくらでも変われます。なぜなら、誰でももともと優れた能力を持っているからです。それなのにうまくいかないのは、本来であれば最大限に働くはずの心身の「リセットシステム」を、錆び付かせているからです。

私たちの体には、自動的に心身の調子を整える「セットポイント」という素晴らしい機能が備わっています。ある原因によって、ときに上がったり下がったりするものの、きちんとあるべき「定位置」に戻る機能です。リセットレシピは、このセットポイントの考え方を大いに取り入れています。

たとえば、風邪をひいたら、高い熱が出ます。ウイルス感染を察知した脳から、体温を上げてウイルスと闘えという指令が発せられ、実際に高熱が出てウイルスをやっつけた後は、いつもの正常な体温に戻ります。平常時の体温は、高すぎても低すぎてもいけないからです。

ところが、現代人の多くが、この重要なセットポイント機能に狂いを生じさせています。最近は低体温の人が増えており、免疫力を低下させる原因にもなっています。

ビジネスパーソンが健康診断で指摘されがちな高血圧も、セットポイント機能の乱れの1つです。

危険な事態に直面したときや興奮したときに血圧が大きく上がるのは、戦闘モードに入るためであり正しい反応です。

ただ、セットポイント機能が乱れてしまうと、本来だったら自動的に正常範囲内に収まるはずの血圧が、平常時にも高いまま推移してしまうのです。

□「痩せない人」の機能低下

体重については、さらにひどいことになっています。

たくさん食べてしまえば体重は少し増えるけれど、セットポイント機能が正常なら、その後また理想的な体重に戻っていきます。

なぜなら、セットポイント機能が働くことで、代謝能力が上がり、空腹感は下がるからです。つまり、食べたものをエネルギーとしてどんどん使いつつ、さほどお腹が空かないので体重は落ちていき、元に戻るのです。

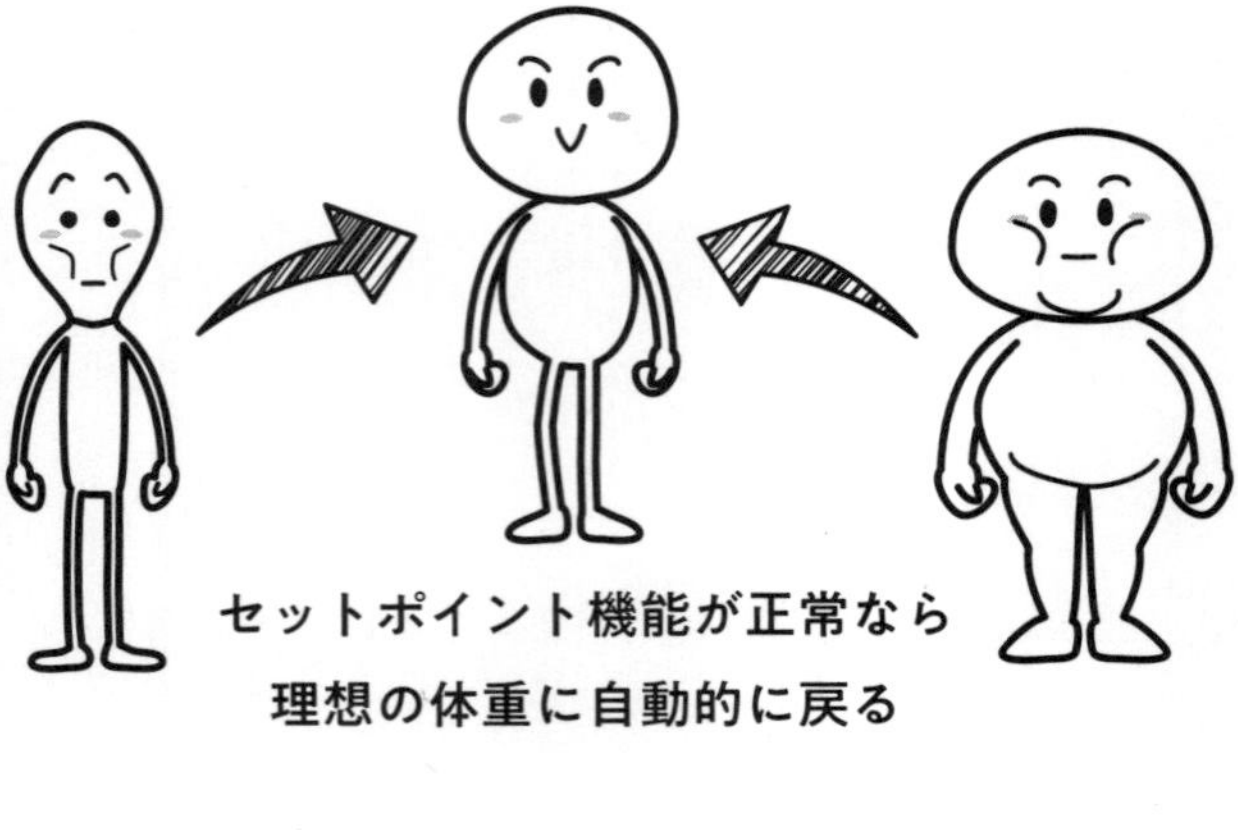

セットポイント機能が正常なら
理想の体重に自動的に戻る

１９７１年の『The Journal of Clinical Investigation』に、レスター・B・サランスを筆頭執筆者とした、非常に興味深い論文が掲載されました。

ダートマスヒッチコック医療センターなどが行った実験で、ボランティアの男性数名に１日１万キロカロリーという高カロリー食を食べさせたところ、多くが15～25％ほど体重が増えたものの、そこで増量はストップし、実験終了後にはすぐに元の体重に戻ったことがわかりました。それどころか、実験中にも体重がコントロールされている人もいたそうです。

実は、この実験は１９６０年代に行われています。つまり、**少なくとも１９６０年代までは、私たちに最初から備わっているセットポイント機能がしっかり働き、自然に体重はコントロールできていたのだろうということがわかります。**

しかし、現代人は違います。いまやアメリカは、歩くことさえ覚束《おぼつか》ないレベルの肥満者で溢れています。アメリカ本土を旅行した人なら、山盛りのファストフードを食べ続けているような病的な肥満者を目にしたことがあるでしょう。

□ どこまでも太る現代人

もっとも、日本も対岸の火事ではありません。

厚生労働省が発表している「国民健康・栄養調査（令和4年）」によれば、**日本ではとくに男性に肥満が目立ち、30〜40代で約3割、50代では約4割が肥満です。**働き盛り世代がこれでは、日本経済の先行きがやや心配になります。

実際に、あなたの周りを見渡してみても、「どんどん太っていく人」や「全然痩せない人」がいることでしょう。

街を歩いていても、かつての日本にはいなかったレベルの「超肥満者」が、若い世代を中心に確実に増えている気がします。

このように、本来の体重に戻らなくなってしまうのも、血圧が高いままになってしまうのも、あるいは、必要以上に緊張したり不安に駆られたりとメンタルに不調を来すのも、セットポイント機能の乱れが原因です。

セットポイント機能が乱れる原因として、一部にはストレスなどもありますが、その最たるものは「食事」です。現代の食事が、現代の人々をダメにしているのです。

逆に言えば、**食事を改善することでセットポイント機能の乱れがリセットされれば、メンタルもフィジカルも含め、あらゆる面で絶好調を保つことが可能になります。**

それをこれから、あなたとやっていきます。

怖いのは「脳がバグる食事」

生まれ持って備わった大事なセットポイント機能を乱してしまう食事とは、いったいどんな内容なのでしょう。

専門的に言うと、「食事報酬が高い」ものです。

食事報酬とは、書いて字のごとく食事による報酬のこと。「ああ、美味しくて幸せ」と思えることです。

もちろん、なにかを食べて美味しいと感じられることは素晴らしいのですが、そこには「本来のレベル」とでも言うべきものがあります。

私は普段から食事にこだわっており、旬の野菜や果物、新鮮な魚などを食しては「美味しいなあ」と感じています。また、美味しいワインを飲んでは幸せな気分になっています。

しかし、それは極めて妥当な範囲のものであり、セットポイント機能を乱すようなことはありません。だから、ちょっと体重が増えるようなことがあれば、その美味しいものも必要以上に飲食しようと思わなくなります。私が口にしているものは、食事報酬が必要以上に高くないからです。

□ いくら食べても、まだまだ食べたい

ところが、**食事報酬が高いものは、実際の美味しさ以上に「脳が勘違いして美味しく感じる」ようにできています。**たとえば、ファストフードはその代表で、ちゃんとした味覚があれば、添加物だらけでちっとも美味しくないのに、脳が美味しいと勘違いします。

その結果、**「食事報酬が高いものを食べる」→「脳が異常なレベルで美味しいと感じる」→「快楽ホルモンと呼ばれるドーパミンがたくさん出る」→「もっとドーパミンを出したくてさらに食べる」という最悪の連鎖**が生じてしまいます。

実はこれって、薬物やギャンブル、買い物などの依存と同じです。

大当たりしたパチンコ台から玉がドカドカ出るのを見たくて、もっともっととお金をつぎ込んでいるのと同じなのです。

脳からドーパミンを出すために食欲が暴走し、いくら食べてもまだまだ食べたいという愚かな事態に陥ってしまうわけです。

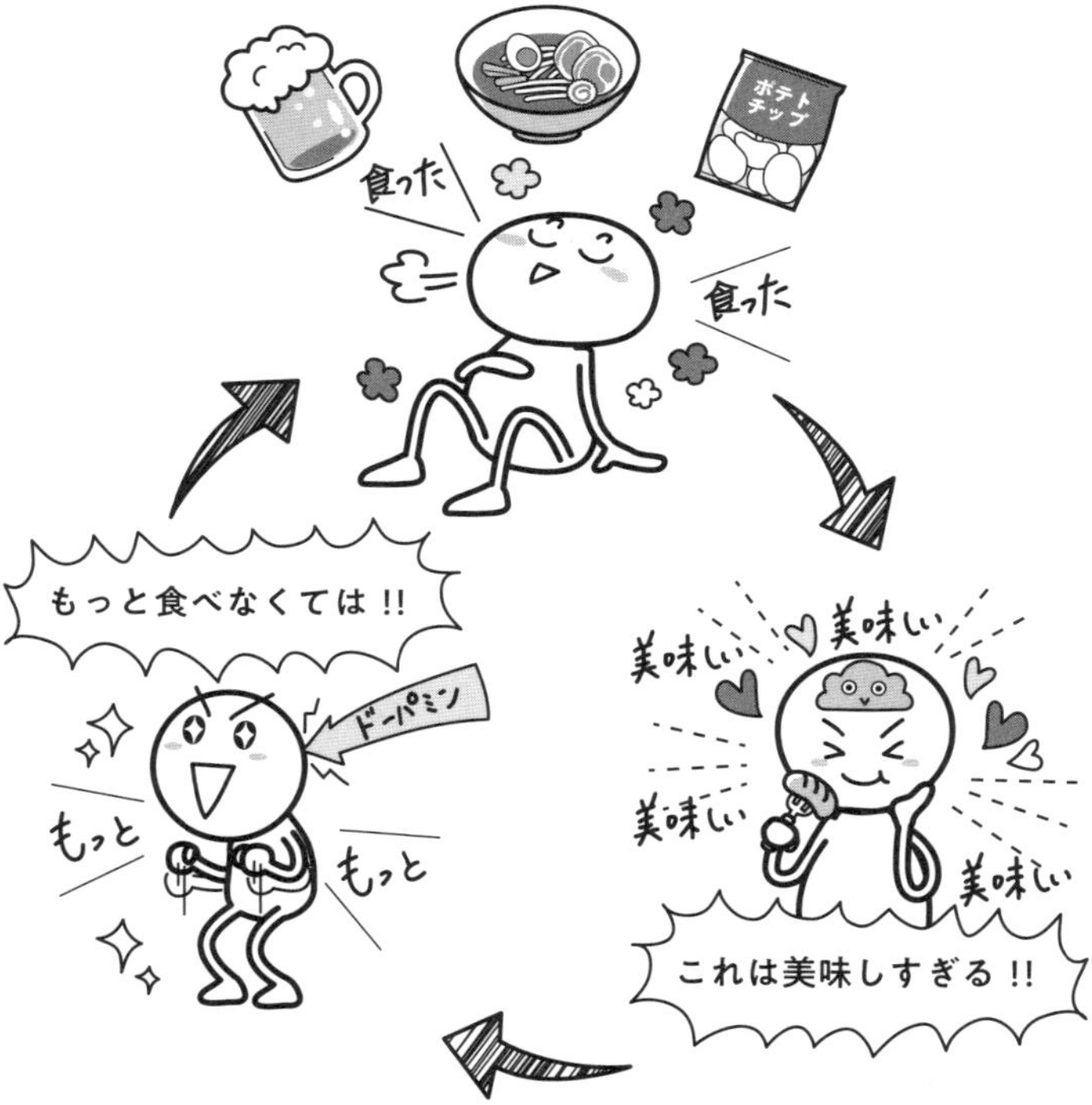

食事報酬が高いものを食べると
脳が大暴走する

□ 超加工食品は一切口にしない

後ほど、リセットレシピのメソッドにおける、食材のグループ分けについて説明しますが、そこで、最下位にランクされているのが「加工食品・精製糖」です。私自身、これらについては「一切、口にしない」という方針を貫いています。

2024年5月発刊の医学誌『BMJ』に、ハーバード大学公衆衛生大学院などの研究チームが、アメリカ国内の健康医療専門家10万人以上のデータを分析した結果を載せました。

データを提供したのは、がんや心血管系疾患、糖尿病の罹患《りかん》歴がない健康医療の専門家たちで、自分の健康とライフスタイルに関して1986〜2018年まで30年以上にわたり4年ごとにアンケートに答えるという形がとられました。

その結果、超加工食品の摂取が最も多いグループは、早死にリスクが4％高いことが判明したそうです。

「超加工食品」などというと、「そんなやばそうなものは自分は摂っていない」と感じるかもしれませんが、とんでもない。ＦＡＯ（国際連合食糧農業機関）は、ポテトチップス、チキンナゲット、アイスクリームなども超加工食品に定義しています。**あなたが、普段から摂っている加工食品は、超加工食品となんら変わらないと思ってください。**

こうした加工食品や精製糖は非常に食事報酬が高く、脳が騙されまくります。食べても食べても「もっともっと」となるのが必至で、その割には、カロリーの質は極端に低くなります。

もともと加工食品や精製糖は、自然界には存在しません。人間が「もっと美味しく感じるように」と手を加えたものです。「美味しくなるように」ではありません。「美味しく感じるように」というのがポイントです。本当に美味しいわけではないのです。

ファストフードのハンバーガーやフライドポテトも立派な加工食品です。「パン、肉、じゃがいもといった素材で作られているから加工食品じゃない」などと考えるのは大間違い。

そもそもファストフード店のパン自体が小麦を加工したもので、しかも、天然酵母ではなく、体に悪いイーストフードなどの添加物が使われています。

ポテトフライは、最悪の油であるトランス脂肪酸がたっぷりです。

パテの肉だって、どこでどう作られているのかわかりませんし、いろいろな添加物が入っているはずです。

そういう手が加えられるのは、それによって脳が「美味しい」と騙されやすくなるからです。ファストフードが大好きという人は、すっかり脳が騙され、「美味しい、美味しい」と繰り返しそれを食べています。

と同時に、大切なセットポイント機能を狂わせているのです。

□ 効果の高いダイエット法の共通項

イエール大学予防医療研究センターでディレクターを務めるデヴィッド・カッツ博士は、ある面白い研究論文を発表しています。

その研究では、低脂肪ダイエット、低糖質ダイエット、低GIダイエット、地中海式ダイエット……など、世の中に広まっているいろいろなダイエット法と、その健康効果について調べられました。すると、どんなダイエット法にも共通して、以下のような特徴が見られたというのです。

① なるべく自然のままの素材で、あまり加工していないものほどいい。

② 野菜が多いほどいい。
③ 肉や魚、乳製品などは、飼育環境が大事である。

この3つの要素を満たした食事をすることが、心身共に健康を維持するという結論に至ったカッツ博士は、自身もそれを貫いています。

食事報酬の高い食品に騙されている脳を正し、セットポイント機能の乱れを整える、本書の「リセットレシピ」のメソッドとも一致します。

つまり、あなたもこれから、野菜を多めに、自然な素材を用い、あまり手間をかけずに調理したものを食べればいいということになります。

単純に加工食品を排除するだけでなく、自然の食材を使って手間をかけない調理法を目指せば、必然的に加工度合いが減っていきます。

また、不自然な調味料などで味をごまかすことができない分、いい素材を使うことになり、食材選びの目も養われます。

それになにより、こうした調理法を意識していれば、自《おの》ずとカロリーの質が上がっていきます。

ワーク①「自分の食生活」を見える化する

ここでもう一度、カロリーの質とはなにかについて復習しておきます。

大事なのは「1日に摂る総カロリーに、どれだけ良い栄養素が含まれるか」でしたね。良い栄養素の代表格であるビタミンやミネラル、必須脂肪酸、必須アミノ酸などが多い「質の高いカロリー」を摂っていれば、脳が騙されて「美味しい」と誤解するのではなく、本当の意味での「美味しい」がわかり、食事の満足度が上がります。だから、適正な量で食事を終えることができます。

この「適正な」量がわからなくなっているのが現代人の食事だということを、まずは認識しておきましょう。その上で、あなたがこれまで無意識に摂っていた食事が、実はどういうものであったかチェックしてみましょう。ここ2〜3日を思い出してでも、あるいは、あなたにとって一番ありがちなパターンでもいいので、**まずは食事内容を「食事ワークシート」に書き出してみてください。そこから、あなたの食事改革はスタートします。**

食事ワークシート 見本

	メニュー名	食材
朝	トースト オレンジジュース	パン バター オレンジジュース
昼	ラーメン ミニチャーハン	麺　チャーシュー 煮卵　ナルト 白米 みじん切り野菜 みじん切りチャーシュー
夜	ごはん からあげ サラダ みそ汁	白米 鶏もも肉 レタス　トマト ドレッシング わかめ　みそ
間食	カフェオレ チョコパン	牛乳　コーヒー チョコレート　パン

食事ワークシート

	メニュー名	食材
朝		
昼		
夜		
間食		

食事ワークシート

	メニュー名	食材
朝		
昼		
夜		
間食		

ワーク②カロリーの「質」が高い食材を把握する

次に、カロリーの「質」が高い食材のランキング表を見てください。

ここでは、私たちが普段から摂っている食材を8つのグループに分け、カロリーの質が高い順に1位から8位のランキングをつけてあります。

それぞれの詳しい内容は後述しますが、食材には積極的に摂るべきグループと、控えめにしたほうがいいグループがあります。

1日に摂取するカロリー構成の多くが、前者の食材で埋められているのが理想です。しかし、今のあなたの食事は理想とはかなり離れているかもしれません。

カロリーの質が高い食材ランキング

	順位	種類	ポイント／食材例	解説	色分け
○ 意識して食べる	1位	低糖質の野菜	葉物野菜	P128	濃い緑
	2位	肉・魚・卵	飼育環境がいい	P129	緑
	3位	質の高い脂肪分	魚の油 エキストラバージンオリーブオイル	P131	薄緑
	4位	フルーツ・高糖質の野菜	果物 イモ類	P132	黄緑
△ 摂るとしても少量	5位	乳製品	ヨーグルト、チーズ	P133	黄色
	6位	豆類	納豆なら1日1パック程度	P134	オレンジ
	7位	穀類	米、小麦、蕎麦はほぼ糖質	P135	ピンク
× 絶対に食べない	8位	加工食品・精製糖	カップ麺、スナック菓子 ソーセージ、コンビニ弁当 白い砂糖	P136	赤色

ワーク③「食事ワークシート」を色分けする

大雑把でいいので、先ほど書き出した「食事ワークシート」と「カロリーの質が高い食材ランキング」とを照らし合わせてみてください。ランキング上位の摂るべき食材が多いでしょうか。それとも、控えめにすべき食材を摂っていたでしょうか。

□ イメージで理解し、論理的に変える

よりイメージが湧くように、自分の食事を色で表現してみるのもおすすめです。

たとえば、1位は濃い緑、2位から少しずつ薄い緑にしていって、5位は黄色、6位からオレンジや薄い赤系統に変え、ビリの8位は真っ赤というように、グラデーションで表現できる色を自分で決めてみます（P125参照）。

そして、これまでの自分の食事について書き込んだ「食事ワークシート」を塗りつぶし

ていくのです。

葉物野菜をいっぱい摂っていたら、その欄には濃い緑を多めに塗ってみます。

カップラーメンだけだったというなら、その欄は真っ赤になります。

チャーハン一品のランチだったけれど、肉と野菜がたっぷり入っていたなら、緑系統や赤系統が入り交じるでしょう。

そうやって塗りつぶしたチェック表を、ちょっと離れて眺めてみましょう。

全体的に緑っぽい？

それとも赤っぽい？

当然のことながら、ダメな食事をしている人ほど赤っぽくなります。それを、緑っぽくリセットしていくのが本書の役割です。

では、具体的にどうしたらいいのか、次項から見ていきましょう。

8つの食材グループの評価

□ 1位　低糖質の野菜

先に紹介したイエール大学予防医療研究センターのデヴィッド・カッツ博士の研究にもあるように、野菜は非常にいい食材です。リセットレシピのメソッドでも、野菜を最優先します。

厚生労働省は、1日350グラムの野菜を摂ることを推奨していますが、私に言わせればまだまだ足りません。私は、1日に800グラムを超える野菜を食べます（最初から800グラムを目指そうと言っているわけではありません。あなたにはまずは1日400グラム以上の野菜を食べることをおすすめします）。

ただし、じゃがいもなどの根菜類は糖質が多めなので、葉物野菜を中心にします。

葉物野菜は、1キロカロリーあたりの栄養素がとても高く、満腹感が得やすく体脂肪に

なりにくい、つまり太りにくい食材です。

私は、キャベツをピーラーでせん切りにしたものをよく食べますが、葉物野菜はそのまだと大量に食べることが難しいかもしれません。

その場合は、加熱調理することで楽にたくさん食べられます。

なお、野菜の素晴らしい効果については、3章でさらに詳しく述べましょう。

□ 2位　肉・魚・卵

リセットレシピのメソッドで野菜の次に考えるのが、肉や魚、卵といった動物性タンパク質です。これらを食べることで、タンパク質はもちろん、必須脂肪酸やビタミン類といった重要な栄養素が摂れます。

実は、私たち人間は、ある程度の量のタンパク質を摂るまでは満足感が得られにくく、食べても食べてももっと食べたい欲に襲われます。

逆に言うと、タンパク質は食欲のコントロールに一役買っており、1日の始まりにタンパク質を食べておくと、体重管理もしやすいのです。

たとえば、朝食の主食（米飯やパンなど）の代わりに、ゆで卵を3つくらい食べるというのもいい方法です。

ただし、こうした食材は、どういう環境で育てられたかが非常に重要です。

魚の場合、そこまで大きな影響はないでしょうが、牛、豚、羊などはできるだけ自由に動き回れる環境で、自然に近い餌を食べているものを選びましょう。

鶏肉や卵も、ブロイラーではなく、平飼いされているものを選びましょう。

牛の場合を例にとれば、一般的にスーパーや精肉店で売られている肉は「グレインフェッド」と呼ばれ、穀物（grain）の餌（fed）で育てられています。

その穀物は輸入物のトウモロコシなどが主で、遺伝子組み換え作物の可能性など、すでに安全性に問題があります。

しかも、狭い畜舎に押し込められており運動不足になりやすく、感染症も流行りやすいため、多くは抗生物質が与えられています。

一方、「グラスフェッド」の牛は、放牧され運動量も多く、牧草（grass）を食べて育っています。いわゆる「サシ」が少なめの肉で、グレインフェッドの短期間で脂身を多くするために調整された肉よりもはるかに自然です。

鶏も、棚に格納されて身動きが取れないブロイラーではなく、自由に動ける平飼いで育ったものは、肉もその卵も良質です。

このように、動物性食材を選ぶにあたっては、その飼育環境をしっかり見極めることが大事です。

□ 3位 質の高い脂肪分

脂質はたくさん摂ればすぐに太ってしまいます。だから、摂りすぎないように注意が必要です。

一方で、**脂質は37兆個もある細胞の膜の材料となっており、不足すれば心身の健康状態にも脳の働きにも悪影響を与え、老化を早めます。**

つまり、脂質はとても重要な働きをするけれど、摂る量は少しだけ。となれば、いかに質の高いものを摂取するかを考えなくてはなりません。

私が、「肌がきれいだ」と褒められるのも、日々たくさんの仕事をこなしていられるのも、いい脂質を適切に摂っているからです。

脂質と言うと、バターなどを思い浮かべるかもしれません。しかし、肉や魚にも含まれています。とくに、魚の油はＤＨＡやＥＰＡが多く理想的です。

そうした良質の動物性食品に加え、エキストラバージンオリーブオイルをサラダにかけて使うなどして、必要量の脂質を最良の素材から摂るようにしましょう。

逆に、おかしな油を口にしてはいけません。

もし、あなたの家のキッチンに、サラダ油、コーン油、キャノーラ油などがあったら、いますぐ捨ててください。これらは、リセットレシピでは、絶対に摂るべきではない悪い油の代表です。

揚げ物や炒め物など、油を使った料理にも敏感でいる必要があります。

ファストフードのフライドポテト、スーパーの惣菜売り場のコロッケや唐揚げはもちろん、コンビニの弁当、ポテトチップスやドーナッツなどの菓子類にも、こうした悪い油がたくさん使われています。

□ 4位 フルーツ・高糖質の野菜

果物や、じゃがいもなどに代表される高糖質の野菜は、たくさん食べると糖質オーバーになってしまいます。

まず、前に説明した1～3位の食材を中心に食べ、それで足りない部分を補う目的で、おやつなどとして用いるといいでしょう。たとえば、**小腹が空いたときに、果物やふかし**

たさつまいもを少量摂るといった具合です。

なかでも私がよく食すのが、大和芋や長いもといった山いも類です。これらは加熱の必要がなく、すりおろしてちょっとしょうゆを垂らせば美味しく食べられ、腹持ちもいいので重宝しています。

炊いた白飯をほんの少量ずつラップして冷凍しておき、レンジでチンしてすった山いもをかければ、とても質のいいおやつの出来上がり。つまらないお菓子を食べるより、ずっと健康的です。

□ 5位　乳製品

基本的に5位以降は、積極的に摂らなくていいと考えてください（摂ってはいけないというわけではありません）。

ヨーグルトなどは腸内環境を整える働きもしますが、高カロリーの割に栄養分が少ないため、摂るとしても少量に留《とど》めましょう。

私はチーズが好きですが、そのまま食べれば塩分と脂肪分を摂りすぎてしまうため、パルミジャーノ・レッジャーノを削ってサラダにかけるなど、少量を風味付け程度に使っています。

乳製品が好きな人でも、小さいサイズのヨーグルト1つか、カッテージチーズをひとつまみくらいに留めることをすすめます。

かつ、その原料となる牛乳が、どういう環境で育った牛から絞られたものかに無関心でいないほうがいいでしょう。

グラスフェッドの牛からの牛乳や乳製品は、売られている店も限られており、あったとしてもやや高価です。リセットレシピに慣れるまでの間は、「乳製品は基本的にナシ」としてしまったほうが、かえってすっきりするかもしれません。

□ 6位　豆類

納豆や豆腐といった、大豆から作られた食品を日本人はよく口にします。だから、豆類を下位に置くと残念がられるかもしれません。

豆類は健康に良いと考えられがちですが、ミネラルの吸収を抑えてしまうなどの「抗栄養素」というマイナスの作用もあります。

5位の乳製品同様、「積極的に摂らなくてもいい食材」と認識し、たくさん食べるのはやめておきましょう。

納豆には、腸内環境を整える作用もあるので、1日に1パックくらいはOKです。

□ 7位　穀類

米、小麦、蕎麦などの穀類は、挽いて粉にしたものも含め、極力、食べないほうがいいでしょう。これらは、ほぼすべて糖質で、エネルギー量は莫大ですが、それ以外の栄養素は低いのです。

マラソン選手が試合前に、おにぎりやパスタなど穀類を原料とするものを食べるのは、それがすぐにエネルギーとなるからです。でも、座り仕事が多い一般の人々にとって、そんなエネルギーを使う機会はありません。

カロリーの質を上げることを考えたら、糖質は、イモ類やかぼちゃなど高糖質の野菜から摂りましょう。これらには、糖質以外のビタミンやミネラルが穀類より多く含まれます。

とくに、外食でランチを済ませるビジネスパーソンの場合、どうしてもそこで穀類を摂ってしまいます。だから、**自宅では「穀類はゼロにする」くらいに考えていてちょうど**

いいのです。

□ 8位　加工食品・精製糖

これらは、カロリーは高いのに栄養が低い「質の低いカロリー」の最たるもので、絶対に摂らないほうがいいと断言できます。

加工食品とは、カップ麺、スナック菓子、冷凍ピザなど「超加工食品」と呼ばれるものから、ソーセージや練り物、コンビニ弁当まで含みます。

そうしたものには多かれ少なかれ、さまざまな添加物が使われています。添加物は、セットポイント機能を著しく乱します。

また、加工食品には、塩や砂糖が思いのほか含まれていることが多く、気づかぬうちに摂りすぎます。まさに、質の低いカロリーの代表が加工食品です。

精製糖は、白い砂糖のことです。もともと糖質は野菜などにも含まれており、改めて砂糖で摂る必要はまったくありません。なかでも、白く精製した砂糖は、黒砂糖と比べてミネラル分も失われています。

もちろん、砂糖が使われている甘い菓子や飲み物も同様です。

コンビニは、加工食品と精製糖の聖地です。ミネラルウォーターを買うには便利ですが、新発売のカップ麺やスイーツなどをつい買ってしまう癖がある人は、近寄らないほうがいいでしょう。

□ 8要素をおさらいする

8つの食材グループの評価について、おさらいしておきましょう。

カロリーの質が高い食事とは、ざっくりと次項のようなものです。これを意識するだけで、「食事ワークシート」の色合いが変わり、かなり優れた食事内容になります。何度でも読み直し、暗記してしまうくらいでいいでしょう。

□ これだけ覚える

① 低糖質の野菜をメインに
② いい環境で育った肉や魚、卵を食べ
③ 油の質にはこだわって
④ 足りない分をフルーツや高糖質の野菜で補い
⑤ 乳製品は風味付け程度に用い
⑥ 豆類は納豆1日1パックまで
⑦ 穀類は外食時のご褒美として
⑧ 加工食品と精製糖はゼロにする

「頭のいい食事」構成の基本

これからあなたに最も適した食事を組み立てていくに際し、まずは、自分自身に必要なカロリーをしっかり把握する必要があります。その上で、そこに良い栄養素を組み込んでカロリーの質を上げていきます。たとえば、サッカーの練習に明け暮れている男子高校生と、デスクワークが中心の30代女性と、あるいは、営業職の40代男性では、1日の摂取カロリーは異なって当たり前です。私とあなたでも違ってきます。

□ あなたの摂取すべきカロリーがわかる「TDEE」

そこで重要になるのが、「TDEE（Total Daily Energy Expenditure）」という概念です。**TDEEは、なにもしていなくてもカロリーが消費される「基礎代謝」に、仕事や運動などで消費される「活動代謝」を加え、その人が1日にどれだけカロリーを必要とするかを示すもの**です。

TDEEとは？

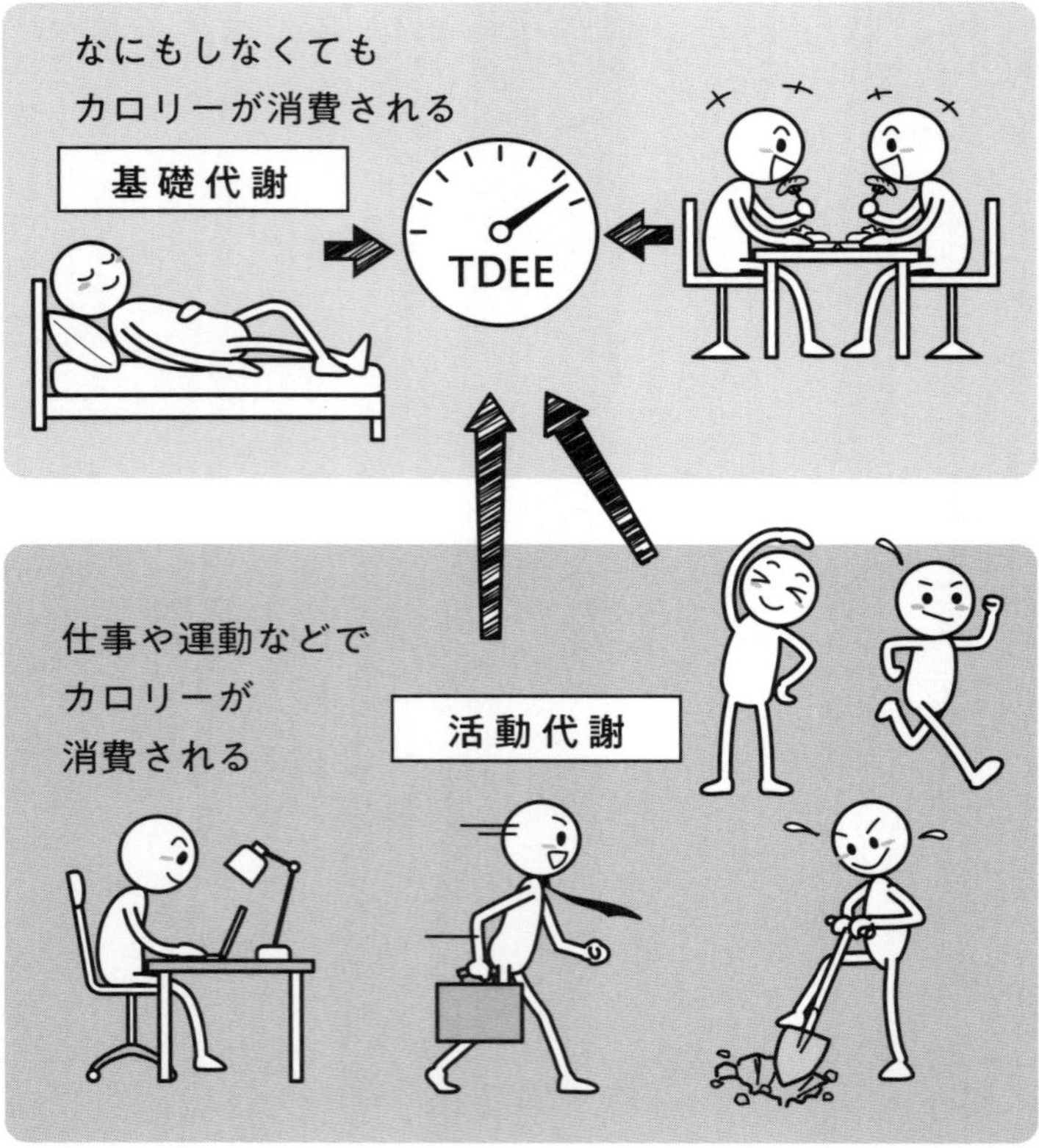

仕事や生活習慣で 必要なカロリーは大きく変わる

□ 自動的に必要カロリーを計算してくれるサイト

素人が個人で計算するのは難しいですが、今は年齢、性別、身長、体重、普段からの運動量などを入力すれば自動的に計算してくれるサイトも多くあります。

私が利用しているサイト（https://www.iifym.com/tdee-calculator/）は英語表示で、ちょっとやっかいかもしれませんが、できる人はこれを利用してもらうのが一番です。さまざまなサイトで計算をかけてみましたが、このサイトは比較的、厳しい低めの数字が出るからです。

ただ、この段階で躓《つまず》いてしまうのは私の望むところではありません。このサイトを使うのが難しい人のために、代表的なパターンを表に示しておきましたので、それを参考にだいたいのところをつかんでもらってもいいでしょう。もちろん「ＴＤＥＥ計算」などで検索をかけ、自分が使いやすいサイトで、ざっくり数字をつかむという方法も有効です。

TDEE【標準】目安

女性（38歳／標準／BMI 21程度）			
身長（cm）	体重（kg）	ほぼ運動しない （1日に必要なカロリー／kcal）	軽い運動習慣 （1日に必要なカロリー／kcal）
150	47	1,421	1,628
155	50	1,475	1,690
160	53	1,531	1,754
165	57	1,589	1,820
170	61	1,649	1,890

男性（38歳／標準／BMI 21程度）			
身長（cm）	体重（kg）	ほぼ運動しない （1日に必要なカロリー／kcal）	軽い運動習慣 （1日に必要なカロリー／kcal）
160	53	1,632	1,870
165	57	1,719	1,969
170	61	1,808	2,072
175	64	1,899	2,176
180	68	1,990	2,280

TDEE【太り気味】目安

女性（38歳／太り気味／BMI 27程度）			
身長（cm）	体重（kg）	ほぼ運動しない （1日に必要なカロリー／kcal）	軽い運動習慣 （1日に必要なカロリー／kcal）
150	60	1,571	1,800
155	64	1,636	1,875
160	69	1,701	1,949
165	74	1,774	2,033
170	78	1,837	2,105

男性（38歳／太り気味／BMI 27程度）			
身長（cm）	体重（kg）	ほぼ運動しない （1日に必要なカロリー／kcal）	軽い運動習慣 （1日に必要なカロリー／kcal）
160	69	1,879	2,153
165	74	1,987	2,276
170	78	2,080	2,384
175	82	2,187	2,506
180	87	2,290	2,624

TDEE【痩せ】目安

女性（38歳／痩せ／BMI17程度）			
身長（cm）	体重（kg）	ほぼ運動しない（1日に必要なカロリー／kcal）	軽い運動習慣（1日に必要なカロリー／kcal）
150	38	1,321	1,514
155	40	1,368	1,568
160	43	1,417	1,624
165	46	1,467	1,681
170	49	1,518	1,740

男性（38歳／痩せ／BMI17程度）			
身長（cm）	体重（kg）	ほぼ運動しない（1日に必要なカロリー／kcal）	軽い運動習慣（1日に必要なカロリー／kcal）
160	43	1,459	1,672
165	46	1,536	1,761
170	49	1,613	1,849
175	52	1,690	1,937
180	55	1,767	2,025

□むやみにカロリーを減らすと余計に太る

ちなみに、私の場合は、筋トレを欠かさないこともあって、1日に2219キロカロリーという結果が出ています。

これをもとに、体重を維持したいときは、1日に2200キロカロリーくらい摂取し、体を絞りたいときには、1900〜2000キロカロリーくらいまで減らしていきます。

ダイエットを考えたときに、この「TDEEの指針から200〜300キロカロリーくらい減らす」という基準は非常に重要です。早く痩せたいからと、むやみにカロリーを減らすのはNGです。

前述したように、私たちにはもともと、心身を健康に保つためのセットポイント機能が備わっています。

極端に摂取カロリーを減らせば、生命体として生き残るために体は節約モードに入ります。代謝能力は低下し、なかなかエネルギーとしてカロリーを消費しなくなります。つまり、痩せにくい体になってしまうのです。

「早く痩せたくて頑張った結果、痩せにくい体になってしまった」なんて、悪夢としか言いようがありません。そんな非合理的なことは一切せず、知的に自分の肉体をコントロールしていくのが、私のメソッドです。

□ 総体積で考えたカロリー配分の黄金比

さて、あなたが1日に摂るべきカロリーがわかったとして、その質を高くするために、前述した8つの食材グループを理想的な形で落とし込んでいきましょう。

繰り返しますが、8つの食材グループには、積極的に摂るべきものと控えたほうがいいものがあります。基本的には、1位から4位までで組み立てていきます。

ただ、1つ1つの食材について、そのカロリーを把握して組み立てていくのは素人にはかなり困難です。

そのときに、おおよその食事の総体積を以下のような黄金比で構成すると、ほぼ理想に近づきます。

○野菜5割
○タンパク質3割
○残りの2割を、脂質とフルーツで1割ずつ

カロリー配分の黄金比

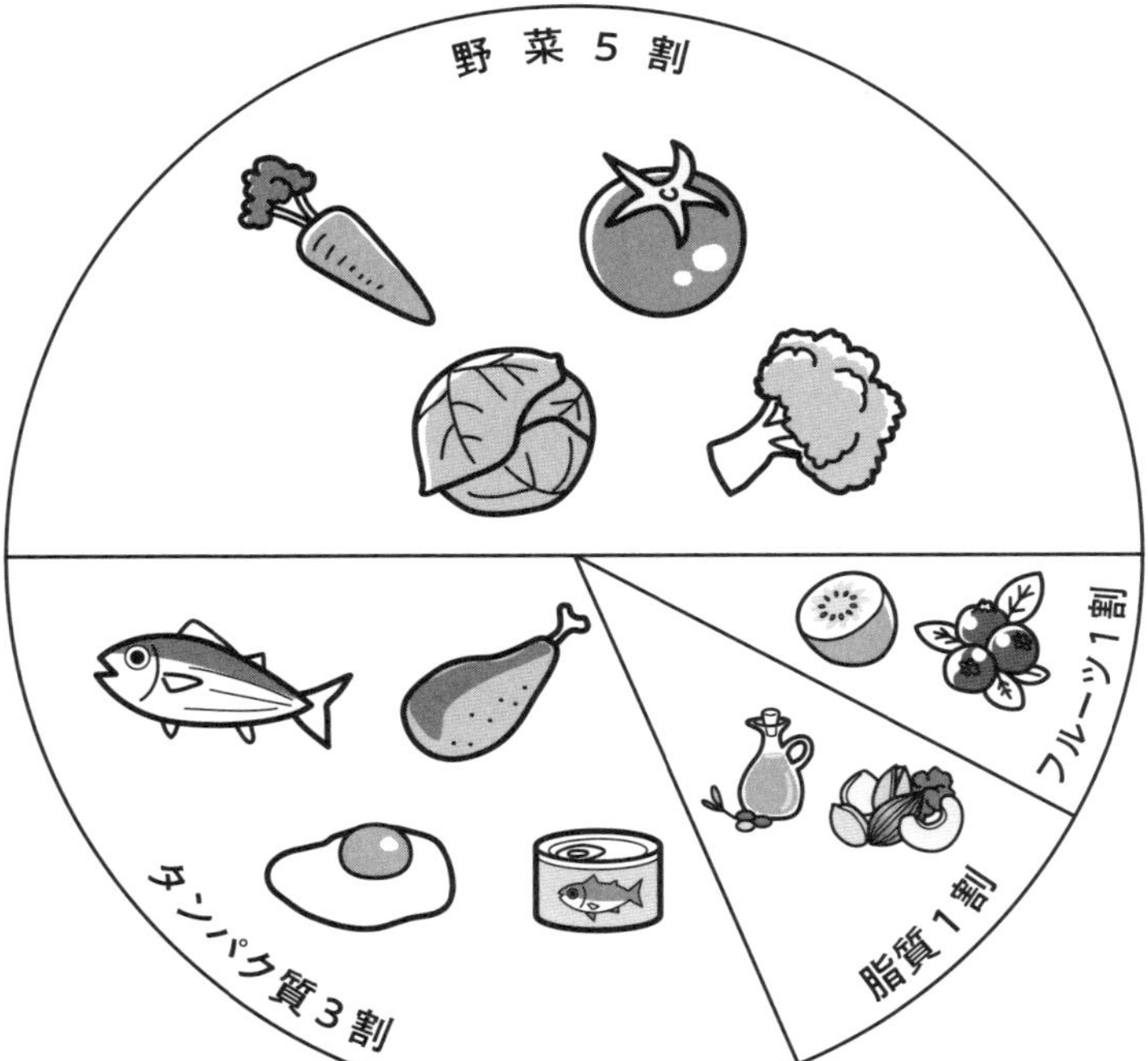

これは、図の通り、カロリー比ではなく、体積比です。要するに、**食事内容を視覚的に見たときに、半分が野菜でタンパク質が3割くらいあるということです。**

私がよく使う「拳」で表現すると、仮に野菜が拳10個分なら、タンパク質は拳6個分という具合に考えるといいでしょう。

最も重要な野菜の摂り方については、3章に詳しく述べるので、そちらを参考にしてください。

次項では、野菜以外の栄養素について説明しましょう。

野菜以外をどう摂るか

1日に摂るべきタンパク質の量は、「体重×（1・6〜2・0）」グラムと考えるといいでしょう。体重が60キロの人なら96〜120グラムになります。

とくに筋トレなどしていないビジネスパーソンの場合、「体重×1・6」で充分。60キロの人なら96グラムで充分です。

96グラムを3食で分ければ、1食32グラム。鶏むね肉を約130グラム食べれば32グラムのタンパク質が摂れます。毎食これくらい食べるのは、ちっとも難しいことではないでしょう。

□ 質が高いタンパク質の4条件

野菜の次に重要なタンパク質については、次に示す「質が良いタンパク質の4条件」を満たしているものを選びましょう。

① 1キロカロリーあたりのタンパク質量が多い
② 必須アミノ酸のバランスが良い
③ ビタミンとミネラルが豊富
④ 余分な添加物が入っていない

□ タンパク質含有量が多い食材

タンパク質として食べるからには、そこにどれだけ栄養素としてのタンパク質が含まれるかを考えるのが賢い方法です。高級焼き肉店でA5クラスの和牛を食べても、脂質が多く、効率よくタンパク質は摂れません。

タンパク質豊富な食材について、次ページの表にまとめましたので見てください。

タンパク質を多く含む食材

食材	タンパク質含有量（食材50gあたり）
鶏むね肉（皮なし、調理前）	12.2g
マグロ（生、赤身）	12.1g
かつお（生）	11.8g
えび（生）	11.3g
豚ロース肉（調理前）	11.3g
ラム肉（調理前）	11.3g
ぶり（生）	11.2g
鮭（白鮭／生）	11.1g
さば（生）	11g
いわし（生）	10.9g
あじ（生）	10.9g
いか（生）	9.7g
牛ヒレ肉（調理前）	9.6g
鶏もも肉（皮なし、調理前）	9.5g
さわら（生）	9.5g
ひらめ（生）	9.3g
めかじき（生）	9.2g
ホタテ（生）	8.9g
たら（生）	8.2g
鶏卵（全卵）	6.2g

魚介類はその種類によってタンパク質量が増減しますが、いい油を含んでいるので、一番に摂るべき食材と言えます。とくに、鮭やたらはおすすめです。

日本脂質栄養学会が行ったメタ解析で「魚を週2皿以上食べるとアルツハイマー病発症リスクが30％低下し、加齢に伴う認知機能の低下を防ぐ可能性がある」ことがわかったそうです。

週に最低2回、魚料理をメインにするのは、難しい話ではないと思います。

肉のなかでは、鶏のむね肉がタンパク質量25％と高くベストです。

なお、鶏肉を食べるときは、皮なしのものを買うか、調理前に外しましょう。皮をパリパリに焼くとビールのいいつまみにはなりますが、どうしても脂質摂取量が過剰になります。

豚肉は、あまりタンパク質量の多い肉ではなかったのですが、最近は環境にこだわる飼育業者が増え、鶏むね肉を上回るほどのタンパク質豊富な豚肉が出回っています。

カッテージチーズも、チーズのなかではおすすめですが、やはり脂質が多いので日常的に摂るのは避けましょう。

□ 良い肉、悪い肉

次に、ほかの含有物質についても考えてみましょう。

筋肉、内臓、皮膚、毛髪……私たちの体は、そのほとんどがタンパク質でできていて、それらのタンパク質は20種類のアミノ酸で構成されています。

そのうち、体内で作りだすことができるものを「非必須アミノ酸」、体内で作りだすことができないものを「必須アミノ酸」と言います。

必須アミノ酸は、バリン、イソロイシン、ロイシン、メチオニン、リジン（リシン）、フェニルアラニン、トリプトファン、スレオニン（トレオニン）、ヒスチジンの9つで、これらは食事から摂らねばなりません。

そして、**必須アミノ酸が多く含まれるような良質のタンパク質には、たいていビタミンやミネラルも多く含まれます。**ビタミンやミネラルが代謝に不可欠であることは、先に述べた通りです。

余分な添加物については、2つの要素があります。

1つは、その飼育環境が大事だということ。おかしな餌や抗生物質などが与えられていない、自然な飼育環境で育ったものを選びましょう。

もう1つ、ハムやソーセージなどの加工肉類、練り物には添加物が入っていますから避けましょう。ひき肉も、なにが入っているかわからないので私は買いません。私がハンバーグを作るときは、塊の肉を買ってきてそれを自分でミンチします。

結論として、おすすめのタンパク質の摂り方は、魚介をメインにして飼育環境にこだわった上で、鶏肉、豚肉、卵をプラスし、たまに牛肉を摂るならグラスフェッドのものを、というのがいいでしょう。

□ 質が高い脂肪分

脂質は、1日に摂るべき量として、TDEEで算出した「目安摂取カロリー×15〜20%程度」で考えるといいでしょう。

仮に、TDEEで算出した1日のカロリー消費量が2000キロカロリーなのであれば、「2000キロカロリー×20%＝400キロカロリー」。脂質は1グラムあたり9キロカロリーなので、「400÷9」をする。重量にすると約44グラム（幅をもたせると33〜44グラム）は脂質を摂るべきと計算ができます。

【あなたの1日に摂るべき脂質量】計算式

TDEEで算出した目安摂取カロリー：

**　　　　　　　　キロカロリー×15〜20％程度**

＝　　　　　　　　キロカロリーが1日に摂るべき脂質量

計算の仕方

①TDEE（P139参照）で1日に摂るべきカロリーを算出する
②①に15〜20％を掛ける
※重量で考えたい場合は、脂質は1グラムあたり9キロカロリーなので、
「②で出た数字÷9」をすればOK

例

TDEEで1日2000キロカロリーと出た場合……

2000キロカロリー×20％＝400キロカロリー
2000キロカロリー×15％＝300キロカロリー
⇒1日300〜400キロカロリーの脂質を摂るべきということがわかる

重量で考えたい場合は……
300〜400キロカロリーを「9」で割り算する

400÷9＝約44グラム
300÷9＝約33グラム
⇒ 重量にすると約33〜44グラムの脂質を摂るべきということがわかる

私の場合40グラム程度を目安にしています。

さほど必要量は多くありませんが、前述したように脂質は重要な働きをしており、その質が最も問われる栄養素です。

この脂質について、あえて「油として」意識的に口にしなくても、いい魚や肉などを食べていれば、たいてい充分な量が摂れてしまいます。

とくに、魚に含まれる油が好ましく、鮭、さば、いわし、しらす、ウナギなどには質の高い油が多く含まれています。

魚が足りていないと感じたとき、私はさば缶を愛用しています。

また、**植物性の油が摂りたければ、アボカドを半個、ナッツをピンポン球1個分くらい食べるのがいい**でしょう。

植物性の油は、未加工で余分な添加物がなく、ポリフェノールなどの体にいい成分が多く含まれているものが理想です。ココナツオイルやオリーブオイルがそれに相当しますが、これらも、サラダのドレッシングにしたり、調理に使えば充分です。

ココナツオイルをコーヒーに入れたり、オリーブオイルをスプーン1杯飲むなどする人もいますが、液体の油を飲むくらいなら、食材で摂ったほうが効率的です。

なお、前にも述べたように、サラダ油、コーン油、キャノーラ油などは極力、口にしないようにしましょう。

□ フルーツや糖質が多い根菜類はおやつ

果物はビタミン類が豊富ですが、糖質が多いので注意が必要です。

比較的、糖質が少ないものとして、ブルーベリー、ブラックベリー、ラズベリーなどのベリー類と、みかんやグレープフルーツなどの柑橘系がおすすめです。

ベリー類は、100グラムあたり約50キロカロリー程度と低く、ビタミンやポリフェノールなどの抗酸化物質が豊富で、その分カロリーの質が高くなります。

また、冷凍したほうが栄養吸収効率がアップすることもわかっており、使い勝手の良い果物です。

私は、ブルーベリーを冷凍保存しておき、おやつ代わりに食べています。

みかんも、その食べやすさといい、大きさといい、非常に重宝する食材です。

もちろん、キウイ、りんご、バナナなどの果物も食べて構いません。カロリーを計算した上で、1日拳1~3個くらいの量を目安に食べると良いでしょう。

なお、果物だけではなく、山いもなど糖質の多い根菜類もここに含めて考えてください。

理想の食材リスト作りワーク

これまで説明してきたことで、どんな食材を優先して摂取したらいいのかについては、理解が深まったかと思います。あとは、自分のＴＤＥＥに合わせ、それらをどう割り振っていくかを考えていけばＯＫです。

正確に進めるには、さまざまな食材に関するカロリーの知識が必要になりますが、最初は、あまり難しく考えないでいいでしょう。慣れていくに従って、嫌でもいろいろな知識が蓄積されていきますから安心してください。

私自身、栄養学の専門家ではありませんが、たびたび日本食品標準成分表などで確認しているうちに、たいていの食材の１００グラムあたりのカロリーや栄養素を、空で言えるようになりました。

では、早速はじめてみましょう。

これから述べるのは、あくまで私のケースです。私のケースを真似して、まずは「それらしい」パターンをつくってみましょう。
そのときに、あなたのTDEEに合わせ、分量を加減することは忘れないでください。

□ やり方

次項に続く「理想の食材リスト1日分」に書き込むことをゴールとします。

まずは「理想の食材リスト1日分」作りをこれから実行することを踏まえたうえで、P166～の解説文を読んでみましょう。全体の流れを摑んだら、早速ワーク開始です。少し面倒な作業ではありますが、「理想の食材リスト1日分」の作り方のロジックを覚えておくと、これから先ずっと応用していけます。

① あなたの基本データを埋める
② 自分の基本データと比較しながら、「理想の食材リスト1日分」の野菜の欄を埋める
③ ②と同様に、肉・魚・卵の欄を埋める
④ カロリー・タンパク質量・脂質の量が適切かなどをチェックしながら、おやつ（果物や糖質が多い根菜）を加えて全体を調整する

「理想の食材リスト1日分」書き方

「あなたの基本データ」と照らし合わせながら、「理想の食材リスト１日分」を埋めていきます。

野菜

□「①野菜の欄を埋める」を読む P166
□重さが合計400グラム以上になるよう、１日に食べる野菜を選ぶ
□エネルギー・脂質を書き込む
□厳密にしたい場合は、タンパク質も書き込む

★参考になるページ
主な野菜のカロリー・脂質 P168 、基本とすべき最強の野菜と果物一覧 P210 、薬として食べる野菜・果物一覧 P247

肉・魚・卵

□「②タンパク質の欄を埋める」を読む P169
□「必要なタンパク質量」が摂れるよう、１日に食べる食材を選ぶ
□重さ・エネルギー・脂質を書き込む

★参考になるページ
質が高いタンパク質の４条件 P149 、主なタンパク質食材のカロリー・脂質 P171

おやつ

□「③おやつ（果物や糖質が多い根菜）を加えて全体を調整する」を読む P172
□仮に①と②の数値を足してみて、総合計の重さ・エネルギー・タンパク質・脂質の不足分を補うような食材を入れていく（カロリーオーバーはしないように注意）

★参考になるページ
フルーツや糖質が多い根菜類はおやつ P157 、果物、ナッツ、糖質の多い根菜などのカロリー・脂質 P173 、薬として食べる野菜・果物一覧 P247

総合計

□あなたの基本データと見比べる
□重さは1200グラム以上に設定できているか
（１食あたり400グラム以上食べられると満腹感が得られる P81 ）
□エネルギーはTDEEの範囲内に収まっているか
□タンパク質は「体重×(1.6〜2.0)」グラム程度に設定できているか
□脂質はＴＤＥＥで算出した「目安摂取カロリー×15〜20%程度」に設定できているか
□全体を１枚のお皿にのせたときに、野菜５割、タンパク質３割、おやつ２割くらいの配分にできているか P146

見本

あなたの基本データ

※身長170cm、体重61kg、ほぼ運動しない男性の場合

TDEE	1808	キロカロリー
必要なタンパク質量	97～122	グラム
必要な脂質	30～40	グラム

理想の食材リスト1日分

	食材名	重さ（グラム）	エネルギー（キロカロリー）	タンパク質（グラム）	脂質（グラム）
野菜 5割	キャベツ	200	46		0.4
	ブロッコリー	100	33		0.4
	トマト	100	19		0.2
	玉ねぎ	100	37		0.1
	にんじん	100	37		0.2
	①合計	600	172		1.3
肉・魚・卵 3割	鶏むね肉	200	220	48.8	4
	卵	100	150	12.4	11
	ぶり	100	222	22.4	17.6
	マグロ	150	165	36.3	1.5
	②合計	550	757	119.9	34.1
おやつ 2割	ごはん	300	504		0.9
	ブルーベリー	100	57		0.3
	バナナ	200	172		0.6
	長いも	100	65		0.2
	③合計	700	798		2
総合計	①+②+③	1850	1727	119.9	37.4

あなたの基本データ 通常時

参照ページを読んで、自分の数値を書き込みましょう。

TDEE ……………… [　　　] キロカロリー P139

TDEEとは、なにもしていなくても消費される「基礎代謝」に、仕事や運動などで消費される「活動代謝」を加え、あなたが1日にどれだけカロリーを必要とするかを示したもの。

★参考になるページ
自動的に必要カロリーを計算してくれるサイト P141
TDEE目安 P142〜144

必要なタンパク質量 …… [　　　] グラム P149

1日に摂るべきタンパク質の量は、「体重×（1.6〜2.0）」グラム。体重が60キロの人なら96〜120グラム。とくに筋トレなどしていないビジネスパーソンの場合、「体重×1.6」で充分（60キロの人なら96グラム）。

必要な脂質 ……………… [　　　] グラム P154

1日に摂るべき脂質は、TDEEで算出した「目安摂取カロリー×15〜20%程度」で考える。1日のカロリー消費量が2000キロカロリーなのであれば、「2000キロカロリー×20%＝400キロカロリー」。脂質は1グラムあたり9キロカロリーなので、「400÷9」をする。重量にすると約44グラム（幅をもたせると33〜44グラム）は脂質を摂るべきと計算ができる。

理想の食材リスト1日分 通常時

	食材名	重さ（グラム）	エネルギー（キロカロリー）	タンパク質（グラム）	脂質（グラム）
野菜 5割					
	①合計				
肉・魚・卵 3割					
	②合計				
おやつ 2割					
	③合計				
総合計	①＋②＋③				

あなたの基本データ ダイエット時

ダイエット中の人は、摂取エネルギー量を減らします。食材を選ぶ際は、ダイエットを成功させたい (P237)、ダイエットにスパイス・ハーブ類 (P216) も参考にしましょう。

TDEE [　　] －200〜300キロカロリー＝ [　　] キロカロリー P139, P145

TDEEとは、なにもしていなくても消費される「基礎代謝」に、仕事や運動などで消費される「活動代謝」を加え、あなたが1日にどれだけカロリーを必要とするかを示したもの。ダイエット時は、TDEEの指針から200〜300キロカロリー減らすのが基本。

★参考になるページ
自動的に必要カロリーを計算してくれるサイト P141、TDEE目安 P142〜144

必要なタンパク質量 …… [　　] グラム P149

1日に摂るべきタンパク質の量は、「体重×（1.6〜2.0）」グラム。体重が60キロの人なら96〜120グラム。とくに筋トレなどしていないビジネスパーソンの場合、「体重×1.6」で充分（60キロの人なら96グラム）。

必要な脂質 …… [　　] グラム P154

1日に摂るべき脂質は、ＴＤＥＥで算出した「目安摂取カロリー×15〜20％程度」で考える。1日のカロリー消費量が2000キロカロリーなのであれば、「2000キロカロリー×20％＝400キロカロリー」。脂質は1グラムあたり9キロカロリーなので、「400÷9」をする。重量にすると約44グラム（幅をもたせると33〜44グラム）は脂質を摂るべきと計算ができる。

理想の食材リスト1日分 ダイエット時

	食材名	重さ（グラム）	エネルギー（キロカロリー）	タンパク質（グラム）	脂質（グラム）
野菜 5割					
	①合計				
肉・魚・卵 3割					
	②合計				
おやつ 2割					
	③合計				
総合計	①＋②＋③				

□ ①野菜の欄を埋める

1日の食事内容について、まず野菜を決めます。

私が目標とする野菜摂取量は、1日800グラム以上です。厚生労働省が推奨する350グラムの、2倍を優に超えます。本書ではまず**1日最低400グラムの野菜を摂取することをおすすめ**しています。

私の場合は、800グラムのうち、500グラム以上を葉物野菜で摂ります。そのときに重宝するのがキャベツです。キャベツは半玉で500〜600グラムくらいありますから、キャベツを半玉食べ、残りの200〜300グラムくらいをほかの野菜で摂るようにします。

たとえば、ブロッコリー1個が約300グラムです。

ほうれん草1袋はだいたい200グラムです。

だから、キャベツ半玉をベースに、ブロッコリー1個かほうれん草1袋を足せば、それで重量的にはほぼOKです。

では、カロリーのほうはどうでしょうか。

キャベツは100グラム23キロカロリーですから、500～600グラムで115～138キロカロリーとなります。

ブロッコリーは100グラム33キロカロリーで、300グラム99キロカロリー。ほうれん草は100グラム20キロカロリーで、200グラム40キロカロリー。

つまり、「キャベツ＋ブロッコリー」でも「キャベツ＋ほうれん草」でも、だいたい合計150～250キロカロリーくらいに収まります。

体を絞りたいなどの事情でカロリーを抑えるとき以外は、ここに糖質の高い野菜も加わります。たとえば、山いもを100グラムほどおやつに食べるだろうと想定します。粘り気の強い自然薯《じねんじょ》なら100グラム121キロカロリー、さらっとした長いもは100グラム65キロカロリーです。

このように、野菜については、低糖質なものと高糖質なもの合わせて900グラム前後、カロリーにして220～360キロカロリー前後となります。

ただし、1日の総摂取カロリーを減らしたいときには、高糖質なイモ類などはカットし、葉物野菜中心に200キロカロリーほどに留めます。

主な野菜のカロリー・脂質

食材（100グラム当たり）	カロリー	脂質
キャベツ	23kcal	0.2g
レタス	12kcal	0.2g
ケール	26kcal	0.4g
ほうれん草	20kcal	0.4g
ブロッコリー	33kcal	0.4g
にんじん	37kcal	0.2g
玉ねぎ	37kcal	0.1g
長ねぎ	28kcal	0.1g
なす	22kcal	0.2g
トマト	19kcal	0.2g
ピーマン	22kcal	0.2g
パプリカ	29kcal	0.3g
きゅうり	14kcal	0.1g
大根	18kcal	0.1g
ズッキーニ	17kcal	0.3g
かぼちゃ	49kcal	0.1g
セロリ	15kcal	0.1g
ごぼう	65kcal	0.2g
もやし	14kcal	0.1g
きのこ（しいたけ、生）	18kcal	0.4g

□ ②タンパク質の欄を埋める

次に、タンパク質を決めていきます。

1日に摂るべきタンパク質の量は、「体重×（1・6〜2・0）」グラムで考えます。体重が60キロの人なら96〜120グラム。筋トレや力仕事をしていない、デスクワーク系のビジネスパーソンの場合、「体重×1・6」で充分。60キロの人なら96グラムを目安にします。

私は筋トレを行っていることもあり、1日に134グラムほどのタンパク質を摂りたいと考えています。

134グラムのタンパク質を単体で摂ろうとしたら、以下のようになります。

○豚ヒレ肉　100グラム中タンパク質量23グラムとして580グラム必要
○鶏むね肉　100グラム中タンパク質量25グラムとして530グラム必要
○鮭　100グラム中タンパク質量22グラムとして6１0グラム必要
○たら　100グラム中タンパク質量16グラムとして830グラム必要

たとえ3食に分けたとしても、単体だと飽きてしまいます。1日にたら1キログラム近く食べるなんていうのは、いくらなんでもきついですよね。

そこで、メインを決めた上で、ほかのものを組み合わせます。

たとえば、鮭を350グラムにすれば、タンパク質は約80グラム摂れます。そこに特製の鶏つくね（P73参照）を200グラム足すと、タンパク質が約50グラム追加され、合計130グラム前後となります。これで、タンパク質はOKです。

ほかに、豚ヒレ肉にさば缶やゆで卵を足すなど、そのときの気分で組み合わせを変えますが、タンパク質はこれだけ食べても、だいたい1100キロカロリーくらいです。

先ほどの野菜の合計カロリーと、タンパク質のカロリーを足すと、1300〜1500キロカロリーくらいになります。

主なタンパク質食材のカロリー・脂質

食材（50gあたり）	タンパク質含有量	カロリー	脂質
マグロ（生、赤身）	12.1g	55kcal	0.5g
鮭（白鮭／生）	11.1g	62kcal	2.1g
かつお（生）	11.8g	60kcal	0.5g
えび（生）	11.3g	40kcal	0.5g
ぶり（生）	11.2g	111kcal	8.8g
さば（生）	11g	100kcal	8.4g
いわし（生）	10.9g	110kcal	5.3g
あじ（生）	10.9g	60kcal	1g
いか（生）	9.7g	40kcal	0.5g
さわら（生）	9.5g	60kcal	1.5g
ひらめ（生）	9.3g	40kcal	0.5g
めかじき（生）	9.2g	50kcal	3.8g
ホタテ（生）	8.9g	30kcal	0.2g
たら（生）	8.2g	40kcal	0.2g
鶏むね肉（皮なし）	12.2g	55kcal	1.0g
鶏もも肉（皮なし）	9.5g	70kcal	1.9g
牛ヒレ肉	9.6g	70kcal	1.5g
豚ロース肉	11.3g	96kcal	4.8g
豚ヒレ肉	11.4g	60kcal	1.0g
ラム肉	11.3g	145kcal	12g
鶏卵（全卵）	6.2g	75kcal	5.5g
卵白（生）	5.2g	22kcal	0g

□ ③おやつ（果物や糖質が多い根菜）を加えて全体を調整する

TDEEで算出した私の1日の摂取カロリーは約2200キロカロリーですから、もし体重を維持したいのなら、残りは700〜900キロカロリーとなります。

ちょっと引き締めたい場合、総摂取カロリーを2000キロカロリーと考え、残りは500〜700キロカロリーです。

これを、果物などで補います。

たとえば、ブルーベリー300グラム（171キロカロリー）、マカデミアナッツ20グラム（144キロカロリー）、キウイ2個（122キロカロリー）、バナナ1本（86キロカロリー）を合計すると500キロカロリーくらいになります。あるいは、山いもを食べるときに一緒に白米が欲しければ、茶碗1杯で約250キロカロリーです。

これらを全部おやつに食べれば750キロカロリーだし、果物やナッツだけなら500キロカロリーだし、白米茶碗1杯だけなら250キロカロリーです。

こうして、いくつかのパターンを組み合わせ、野菜とタンパク質で足りない分のカロリーを補っていけばいいのです。

果物、ナッツ、糖質の多い根菜などのカロリー・脂質

食材（10グラムあたり）	カロリー	脂質
さつまいも	13.2kcal	0.02g
長いも	6.5kcal	0.02g
ごはん	16.8kcal	0.03g
ブルーベリー	5.7kcal	0.03g
キウイ	6.1kcal	0.06g
アボカド	18.7kcal	1.53g
みかん	4.5kcal	0.02g
グレープフルーツ	4.2kcal	0.01g
りんご	5.2kcal	0.02g
バナナ	8.6kcal	0.03g
マカデミアナッツ	71.8kcal	7.61g
エキストラバージンオリーブオイル	88.4kcal	10g

外食にはリセットレシピが強い味方になる

さて、前項では、理想とする「理想の食材リスト1日分」を組み立てましたが、毎日ずっとそれを守ることはほとんど不可能でしょう。

ビジネスパーソンなら接待や飲み会もあるし、主婦や学生でも外食しますよね。

ここでは、外食をしながらどうやって私のメソッドを貫いていくかについて考えていきましょう。

□ 週で帳尻を合わせる

実は、私自身、週に3〜4回の頻度で外食しています。外食は、自宅で摂る食事よりかなりカロリーは高くなります。それでも私は、しっかり体型を維持しています。

週に1回程度の外食なら、その翌日にリセットレシピを食べればなんとかなります。

でも、私のように外食が多い人、あるいは年末など外食が増えてしまうような場合、それでは追いつきません。

そのときは、「週で帳尻を合わせる」方法をとりましょう。

たとえば、1日に2200キロカロリー摂取するのが理想の人は、1週間で1万5400キロカロリー内に収めればよしと考えるのです。

□　外食は2500キロカロリーで計算せよ

ひと口に外食と言ってもさまざまですが、フレンチやイタリアンのフルコースで、だいたい1500～1800キロカロリーくらいになります。それにワインを加えれば、2000キロカロリーを超えてきます。

私の場合、外食時にはワインフルボトル1本分（約600キロカロリー）飲んでしまうので、「外食は2500キロカロリー」と考えています。

これは、あくまで私の場合であり、外食の種類やアルコールの量で違ってきます。しかしながら、外食は自分がつくるものではない以上、そのカロリーを計算するのは難しく、自ずと「概算」になります。

そこで、**あなたがどこでなにを食べるにしても「外食は2500キロカロリー」を基準にしておくことをすすめます。まったくお酒を飲まない人なら、2000キロカロリーと考えてもいいでしょう。**

なお、フレンチやイタリアンのようにカロリーが高い外食を心置きなく楽しむには、その日はほかにあまりカロリーは摂らないことです。私は、外食では野菜が少ないことを考え、キャベツを食べておくことがありますが、そのくらいです。そのキャベツ分を含めても2500キロカロリーと考えれば大丈夫です。

いずれにしても、実際より多めのカロリーを想定しておけば、「ちょっと足りないかも」と思ったときに果物などを食べることで簡単に調整できます。一方で、「ちょっとオーバーしちゃうかも」という状況を調整するのはなかなか大変ですし、それをやっていたら太ってしまうのは明らかです。

□ 外食が多い時期は「体を絞るモード」にする

外食が多いときには、太らないよう体を絞るモードに入れておきたいので、基本的に私は、1日の総摂取カロリーを、2200ではなく2000キロカロリーで計算します。

つまり、1週間の総摂取カロリーは1万4000キロカロリーです。

そこから、その週に外食する分をまず引きます。

2500キロカロリーの外食を週に3回予定しているなら、外食分だけで7500キロカロリーです。

それを1万4000から引くと、6500キロカロリーとなります。

この6500を、残りの4日で分ければ、1日1625キロカロリー。週3回外食するなら、残りの4日はリセットレシピ中心で組み立てて1日1625キロカロリーに収めればいいわけです。

では、どうやって1625キロカロリーに収めるか。

葉物野菜を中心とした200キロカロリーと、タンパク質の1100キロカロリーは削りませんので、それだけで1300キロカロリーです。

ここに、ブルーベリーを100グラム（57キロカロリー）、ナッツ10グラム（71キロカロリー）、キウイ2個（122キロカロリー）くらい足すと、ちょうどいいところに収まります。

□ 最終手段は断食

週に4回の外食ならどうでしょうか。

1万4000から「2500×4」を引いて4000キロカロリー。これを残りの3日で分ければ、1日1333キロカロリーです。

となれば、葉物野菜200キロカロリーと、タンパク質1100キロカロリーでほぼいっぱいですから、ほかには食べないようにします。

めったにないけれど、週に5回の外食が入ったらどうしましょうか。

1万4000から「2500×5」を引くと、1500キロカロリーしか残りません。これを2日に分けるのは無理なので、このときは、2日のうちの1日を断食します。

つまり、その1週間は、外食5回、2000キロカロリー以下のメニュー1回、断食1回となります。

断食と言っても難しく考えることはありません。水はしっかり摂った上で、カロリー摂取ゼロにすればいいだけです。ビジネスパーソンなら、平日ではなく土日に断食日を持ってくるようにすれば、やりやすいでしょう。

ただし、これはあくまで私にとっての特別なケースです。**一般的なビジネスパーソンの場合、そもそも断食を必要とするような生活パターンに陥らないことが大事**です。

いわゆる「プチ断食」程度なら、胃腸を休める効果などもありますが、慣れない人が下手に断食すれば、集中力の低下やイライラなど気分変動に襲われることもあります。

あなたが自分の人生を変えるために私の理論を取り入れてくれるなら、まずは基本的な理想の食事パターンで、大半の日々を過ごしてください。

第3章

ベジタブルハック
―高級サプリをはるかに超える神野菜リスト―

心と体を強くしたいなら野菜を食べろ

私たちが人生を変えようと考えたときに、なにより重要なのは健康な心身です。**思うように動く体と、へこたれないメンタルさえあれば、私たちはいくらでも変われます。**

そうした心身をつくりだすために、「食事・睡眠・運動」の3つの要素が不可欠だということは、賢明な読者ならとっくに理解しているはずです。

なかでも、絶対に軽視してはならないのが食事であり、とくに野菜をしっかり食べることです。

□ 野菜効果を知らなすぎる日本人

私は1日に800グラムを超える野菜を食べていますが、それを知って、たいていの人はびっくりします。「そんなに食べるの」と。

厚生労働省は１日３５０グラムの野菜を摂取することを推奨しているものの、そもそも日本人の多くがその基準さえクリアしていません。

「国民健康・栄養調査（令和4年）」の結果を見ると、20歳以上の平均で、１日の野菜摂取量は２７０グラム程度に留まっています。最も摂取量が少ないのが20代で、次いで少ないのが40代です。

このように、ビジネスパーソンの中核を占めるだろう働き盛りの若い世代は、野菜について零点レベルなのです。

こうした若者に比べ、60代以上は野菜を多く摂るようにはなりますが、それでも３５０グラムに達していません。

つまり、**日本人のほとんどが野菜不足であり、野菜の力をあまり享受できていない**と思われます。だからこそ、積極的に野菜を食べれば、フィジカルでもメンタルでも、もちろんビジネスの能力でも、他者を凌駕《りょうが》できるはずです。

野菜を食べることで私たちが手にできるメリットは、主に以下の４つです。

① 健康になる
② 集中力がアップする

③　メンタルが整う
④　筋肉の成長が促される

この4要素について、たしかな実感が得られているからこそ、私は1日800グラムを超える野菜を食べているのです。

□　ゼロからでも2週間で変わる

ニュージーランドのオタゴ大学心理学部、タムリン・S・コナーらが行った、18～25歳の若い男女を対象にした研究で、1日に食べる野菜や果物の量を増やすと、たった2週間で素晴らしい効果が見られたという報告がなされています。

その研究で具体的にどのくらい野菜を増やしたのかというと、たかだか拳2つ分です。

しかも、これまでほとんど野菜を食べてこなかった人でも、その状態から拳2個分増やせば、以下のような効果が得られることがわかりました。

①　毎日の疲れや活力レベルが8・7％改善された

② ウェルビーイングが10・5％改善された
③ ポジティブな活動の量が18・４％増加した

１つめの効果はわかりやすいですね。要するに、疲れにくくなって活動的になれるということです。

では、２つめの「ウェルビーイング」とはなんでしょうか。**ウェルビーイングは、幸せで人生が楽しいと思える状態のことです。**

その要素は主に以下の６つあります。

① セルフアクセプタンス
自己受容とも言われ、自分の思考や感情をあるがままにしておくこと。自分の欠点や失敗を受け入れ成長していく力となるものです。
② 対人関係の質
友人、家族など近しい人とどんな関係を築いているか。当然、いい関係を築いていることで、幸せ感はアップします。
③ オートノミー

自立性、自主性と言われるもの。自分で自分のことをちゃんと決められているかということです。

④ 環境のコントロール感

自分を取り巻く環境への対処力。問題が起きたときに、どこに助けを求めればいいか、誰が協力してくれるかなどがわかれば、万が一のことがあっても安心です。

⑤ 自己成長

いい方向に自分が成長しているという実感。これは、日々を生き生きと過ごすために不可欠の要素です。

⑥ 人生の目的感

なんのために自分が生きているのか。これがしっかり持てていれば、ネガティブな出来事にも強い気持ちで対応できます。

こうした要素が10・5％も改善できるということは、人生の価値そのものが高まると言って過言ではないでしょう。

さらに、ポジティブな活動の量が18・4％も増えています。この「活動」は非常に重要なキーワードです。

私たちは普段から、「こうなったらいいな」という前向きな希望を抱いています。しかし、それが実現しないことが多いのは行動しないからです。

ポジティブな思考に、行動が伴ったときに、はじめて人生は変わります。行動して人生を変えたいなら「野菜を食え」ということなのです。

□ なぜ野菜を食べるとメンタルが強くなるのか

それにしても、なぜ野菜を多く食べることで活動的になり、実際に行動に移せるのでしょうか。

野菜には、ポリフェノール、カロチノイドといった抗酸化物質がたくさん含まれており、体内の炎症を抑えてメンタルを改善してくれることが大きいのだろうと思われます。

また、「体にいいものを食べている」という自覚が、自らのコントロール感、自己肯定感も増し、行動を増やしてくれるのでしょう。

メンタル面に対する野菜の効果は非常に大きく、リーズ大学のニール・オーシャンらが行った、5万人のイギリス人を7年間追跡した大規模調査がそれを証明しています。

この研究では、1日に野菜を拳1個分増やすだけでメンタルが改善することがわかっています。拳1個分は、生の葉物野菜だったら1カップ、調理して嵩が減った葉野菜や葉野菜以外の野菜なら2分の1カップくらいに相当します。たいした量ではありませんよね。

果物の場合、小さいもの（たとえばキウイ）なら2個くらい、中型のもの（たとえばりんご）なら1個、スイカやメロンのように大きいものは1切れと考えればいいでしょう。

このリーズ大学の研究結果は、**うつ病などメンタルをやられている人に限らず、広く一般の人々に応用できます。**

絶えず集中力や判断力が必要とされ、プレゼンなどの場でも高いモチベーションが問われるビジネスパーソンは、普段からメンタルを整えておくことが必須です。「俺、野菜嫌いだから」「肉と飯さえ食っていれば大丈夫」なんていう人たちが、結果を出し続けられるはずがありません。

□ 強い筋肉も野菜がつくる

野菜は、筋肉の機能アップにも必要です。

筋トレを行う人たちの多くは、タンパク質の大切さはよくわかっています。しかし、野菜をあまり摂らない傾向があるのは残念です。

エディスコーワン大学医学・健康科学部のマーク・シムらが行った研究で、**緑の野菜を食べる人ほど筋肉の機能が高いことが証明**されています。

ここで、注目されるのが、緑の葉物野菜に多く含まれる「硝酸塩」という成分です。硝酸塩には血管を拡張する働きがあり、それによって血液がより行き渡りたくさんの酸素が供給され、筋肉の機能が高まるのだと思われます。

実際に、**硝酸塩の摂取量が多い人は、そうでない人に比べ、下半身の筋力が11%高かった**そうです。また、歩行速度も最大で4％優れていたそうです。

しかも、この研究では、運動量にかかわらず、葉物野菜の硝酸塩を摂取するという行為そのもので筋肉の機能が向上することがわかっています。

筋トレを行う人はもちろんのこと、普段は運動をしない人が筋肉の機能を維持するためにも、葉物野菜は大きな効果を発揮するわけです。

□ なぜサプリより野菜なのか

先に述べたように、働き盛り世代の男性は野菜をあまり食べません。

彼らの大半は、そのことは自覚しており、「もっと野菜を食べなくては」とは思っているのです。ただ、とくに心配な自覚症状があるわけでもないので、なかなか行動が追いつきません。

一方で、野菜に多く含まれる栄養素をサプリメントで摂って、安心しているケースも多々あります。

たしかに、野菜摂取量が不足したまま放置しているよりは、サプリメントで補うほうがいくらかはましです。しかし、**「サプリメントを摂っているから野菜を食べなくても大丈夫」というのは大間違い**なのです。

私自身、いくつかのサプリメントを試していますが、あくまで補助として。メインは野菜です。

サプリメントは、ある成分に特化してつくられています。ただ、新しく発見された成分などはとくに、後になってから「効果がなかった」と判明することもあります。つまり、そこでサプリメントに投資したお金も時間もムダになります。ルーレットに例えると、1点賭けで外したようなものです。

一方、野菜の場合は、その成分以外にもいろいろ含まれており、さまざまな栄養素が必ずどこかでいい効果をもたらしてくれます。言ってみれば「全点賭け」であり、損のしようがないわけです。

野菜を食べることは、負けのない賭け。たくさん賭けるほどリターンが大きい、勝利しかない賭け。だから私は、周囲が驚くほど野菜をたくさん食べているのです。

□ アレルギー体質の人は発酵食品は控えめに

発酵食品のブームが相変わらず続いています。

納豆、キムチ、ヨーグルト、チーズ、ぬか漬け、みそ、塩麹……あなたの冷蔵庫にもいろいろな発酵食品がキープされているのではないかと思います。

私の好きなワインも、ブドウに付いた菌類が発酵することで出来上がります。

こうした発酵食品が、腸内環境を整えることはよく知られています。腸内環境を整えれば心身の健康にいい効果をもたらすことも知られています。

ただ、**発酵食品の多くには、ヒスタミンという化学物質が含まれており、花粉症などの原因になることがわかっています。**なので、アレルギー体質の人には発酵食品はおすすめできません。

また、みそや塩麹はもちろん、キムチやチーズも塩分過多が心配です。

実は、発酵食品を意識して食べなくても、野菜を摂れば大丈夫なのです。

コロラド大学環境科学共同研究所のジョナサン・W・レフらが、さまざまな野菜に含まれるマイクロバイオーム（土壌や水中、生物の体内や皮膚などに存在する微生物叢）を調査した結果、ももも、アルファルファ、りんご、ペッパー、きのこなどに多彩な細菌が含まれることがわかったそうです。

つまり、こうしたものを食べることで、それら**細菌が、腸内環境や全身の健康状態にいい効果をもたらしてくれる**と考えられるのです。

ほかにも、キャベツは乳酸菌と相性が良く、自然発酵することでザワークラウトができます。

ただし、加熱すると栄養が減ってしまいますから、生で食べるのがおすすめです。きのこはマッシュルーム以外加熱が必要ですが、生で食べることができる野菜をバリバリ食べていきましょう。

とにかく量を食え!

オックスフォード大学・ナフィールド人口保健学部のオーロラ・ペレス・コルナゴらが行った、ハーバード大学やロンドン大学の研究をもとに、200万人以上のデータを調査したメタ解析によれば、野菜や果物の1日の摂取量を200グラム増やすごとに、以下の素晴らしい健康効果が見られたそうです。

①全死亡率が10%減る
②心疾患リスクが8%減る
③発がんリスクが3%減る

そして、この**効果は800グラムになるまで上がり続ける**というのです。
だから、800グラムまでは食べたほうがいいという結論に私は達しているわけです。

□ 病気を予防する野菜・果物の種類

さらにこの解析では、さまざまな病気の予防に具体的にどのような野菜が寄与しているかもまとめています。

《全死亡率の低下》すべての葉物野菜、ブロッコリー、カリフラワー、ベリー類、じゃがいも、柑橘系果物、りんご

《発がんリスクの低下》ブロッコリー、カリフラワー

《心臓と血管の病気の予防》すべての葉物野菜、にんじん、柑橘系果物、りんご

《狭心症や心筋梗塞の予防》すべての葉物野菜、にんじん、さつまいも、柑橘系果物、りんご

最後の2つはややダブり感がありますが、要するに動脈硬化や心血管疾患の予防には、葉物野菜、にんじん、柑橘系果物、りんごがおすすめということでしょう。

こうした結果を見てみると、最近「指定野菜」に昇格することになったブロッコリーは

食べる価値ありですね。

□ 経済的に豊かな人ほど生活が健康的

エディスコーワン大学医学・健康科学部栄養研究所のキャロライン・R・ヒルらが、オーストラリアの1万人を超える男女を対象に、「果物と野菜に関する知識と摂取量」の調査を行いました。

そこでは、健康を保つために、どんな野菜や果物をどのくらいの量食べればいいかということが探られていたのですが、面白いことに、**野菜についての知識が豊富な人ほど、野菜を多く食べていることがわかりました。**

加えて、野菜についての知識が豊富な人ほど、運動もし、健康的な生活を心がけており、学歴も高く、経済的にも豊かだったそうです。

これを逆から読み解いていくと、いわゆる勝ち組の人たちは、普段から自分の健康維持をしっかり行っており、そのためになにをするべきかという学びを怠らないということです。そして、野菜が持つ効果について知っていて、だからこそ、そうした野菜をたくさん食べているわけです。

この研究では、追跡調査もなされましたが、**野菜についての知識が豊かな人とそうでない人では、12年後には摂取量に1日94・6グラムの差が出た**そうです。

私自身について振り返ってみても、野菜の重要性について学べば学ぶほど、食べる量は増えました。私がアドバイスしている人たちを見ても、同様のことが言えます。

一方で、学ばない人は相変わらず野菜を食べる習慣がつかずにいます。彼らにとって、年齢を重ねるほど「野菜を食べる」という行為が越えられない壁になっていきます。こうして、頭の機能も、運動能力も、見た目の若さも……どんどん差が開いていくのです。

「野菜は健康にいい」ということは、大枠ではみんなわかっているはずです。それでも食べようとしないのは、理解が浅すぎるからです。食べないでいることがどれほどの損失に繋がっているか、真に理解できていないからです。

あなたが野菜をたくさん食べる方法として、まずは「知識をつけること」が大事だということです。

□ ながら食いOK

私のメソッドでは、基本的に食事をダラダラ摂ることはしません。食べるときには腰を落ち着けて食べ、脳の満腹中枢を刺激したいからです。

しかし、大量に食べたい野菜については、この掟《おきて》を破ってＯＫです。とくに、葉物野菜はカロリーも低いので、「ながら食い」していいでしょう。

1日の野菜摂取量が不足しそうだと感じたら、好きなアニメを見ながらでもいいから葉物野菜を食べましょう。

かつて、ごろごろソファに寝そべって、テレビなどを見ながらポテトチップスを食べる怠惰な人たちを指す「カウチポテト族」という言葉が流行りました。今も、これをやっている人はたくさんいるでしょう。

あるいは、パソコン仕事をしながらポテトチップスを食べるという人も多いですね。彼らは、キーボードを油で汚したくないから箸でポテトチップスをつまむのだそうです。

しかし、工夫を凝らすべきはそんなところではありません。ポテトチップスのような超加工食品をだらだら食べ続けるということ自体、賢い行動ではないのです。

ながら食いするなら野菜に限るし、唯一、野菜なら、ながら食いをしてもいい。

これを決まり事にしてしまいましょう。

□ 加熱してもいいし、下処理済み野菜を食べてもいい

イギリスのバイオバンクが、39万9586人の男女（平均年齢56歳）のデータを12年間にわたって集めたところ、野菜をたくさん食べる人ほど心疾患の発症率と死亡率が低くなることがわかりました。

そして、加熱するより生で食べると効果がより高くなるものの、その差は小さいものだったそうです。

私のメソッドで最も大事なのは、たくさんの野菜を食べること。**加熱することで量が食べられるなら、加熱もOK**です。

また、**すでに下処理してある野菜も大いに活用**してください。

たとえば、冷凍野菜。ブロッコリー、アスパラガス、ほうれん草、ミックスベジタブルなど、下処理してある冷凍野菜は使い勝手が良く便利です。冷凍にするための過程で、どうしても水溶性のビタミンが減ってしまいますが、その後の冷凍期間での減りはほとんどありません。

そもそも、野菜の栄養素は収穫したてがマックスで、時間を追うごとに減っていきま

す。あなたがスーパーで買った生のブロッコリーを冷蔵庫にしまっておいて5日後にゆでたものと、冷凍のブロッコリーでは、栄養価にたいして違いはありません。

だとしたら、一人暮らしで余らせてしまいがちな人や、野菜の値段が高騰しているときなど、冷凍ものを使うのはいい方法と言えます。

基本とすべき最強の野菜と果物

□ 一番のおすすめはキャベツ

私が最もよく食べるのがキャベツです。

また、**あなたがこのメソッドをうまく取り入れていくために、最もおすすめしたいのもキャベツ**です。

キャベツは栄養素的にもとても優れており、ビタミンUが多く、豊富な食物繊維とも相まって、腸内環境を整えてくれます。

それになにより、葉物野菜としては圧倒的に重量を食べられます。

キャベツ1玉でだいたい1～1・2キロあり、半玉も食べればかなり重量が稼げます。

また、もちがよくて、野菜室に入れておけば長期間、傷むことなく食べられます。

外側の葉をはがしてしまえば、農薬の影響はほぼゼロ。洗わずに食べることができるのでビタミン類の流出も防げます。

さらに、香味成分が少ないので、**主食の代わりにもりもり食べる**のに向いています。

私の場合、ピーラーでせん切りにしたものを食べますが、鶏つくねを乗せて黒七味をかけたり、レンジでチンして作ったスクランブルエッグと混ぜてダシをかけたりと、いろいろパターンを変えて楽しんでいます。

とにかく、キャベツを切らすことなく野菜室に転がしておきましょう。

□ ブロッコリーは細かく切って食べる

その栄養価や使い勝手の良さ、消費量などが評価され、２０２６年から「指定野菜」に加えられることになったブロッコリー。

ブロッコリーが注目される大きな理由の１つに、がんの発生リスクを低下させると言われている成分「スルフォラファン」があります。

ただし、スルフォラファンが最初からブロッコリーに含まれているわけではなく、グルコラファニンという成分がミロシナーゼという酵素と結びつくことで生まれます。

この結合は、ブロッコリーを切っているときに生じるので、できるだけ細かく切って食べるのがおすすめです。

また、**酵素のミロシナーゼは熱に弱いので、生のまま食べるのが理想**です。

私は、茎の部分までピーラーで薄くスライスし、生で食べています。

ただ、どうしても火を通したいという人もいるでしょう。そのときには、**加熱によって失われるミロシナーゼを、ほかの食べ物から足してしまえばいい**のです。

こうした研究を、実際にイリノイ大学アーバナ・シャンペーン校食品科学・人間栄養学部のジェナ・M・クレイマーらが行っており、火を通したブロッコリーでも、以下のような食材を加えることでミロシナーゼが補え、スルフォラファンができることがわかっています。

○ブロッコリースーパースプラウト
○マスタード
○西洋わさび
○日本わさび
○大根
○キャベツ

○ルッコラ
○クレソン
○芽キャベツ

加熱したブロッコリーを単体で食べるとスルフォラファン効果はあまり期待できませんが、キャベツ、大根、ルッコラ、クレソンなどと合わせてサラダにすれば大丈夫。

同じブロッコリーを食べるなら、スルフォラファンを最大限にしましょう。

□ 中年の「脳の劣化」を防ぐほうれん草

ポパイの活力の元として有名なほうれん草は、積極的に摂ったほうがいい最強食材の1つです。

ほうれん草には、カロチノイドなどの栄養素が豊富ですが、なかでも重要なのが「ルテイン」です。

イリノイ大学アーバナ・シャンペーン校運動生理学および地域保健学部のアン・M・ウォークらが行った研究で、体内のルテインレベルが高い人は脳の働きがいいことがわかっています。**ルテインレベルが高い中高年の脳と、ルテインレベルが低い若者の脳は、機能がほとんど変わらなかったそうです。**

ルテインはもともと、非常に強い抗酸化力を持ちますが、体内に入ると脳に留まり脳の酸化を防ぎ、神経を守ってくれます。

結果的に、メンタルが強くなり、うつ病や認知症のリスクが減ります。

また、**集中力や判断力といった脳機能も守られますから、30代になった頃からほうれん草をバリバリ食べておけば、いつまでも若い社員と対等にビジネスで闘っていける**でしょう。

さらに、ルテインは「良いダイエット」に寄与することもわかっています。

イランのタブリーズ医科大学栄養研究センターのファテメ・ハジザデ＝シャラファバードらが、低カロリー食にルテインを加えて摂ったグループと、低カロリー食にプラセボを加えて摂ったグループを10週間比較した実験を行いました。体重は同じように落ちたということです。

ただ、**体脂肪については、ルテインを摂ったグループのほうがより低下しました。しかも、筋肉量は落ちなかった**そうです。

そのほか、内臓脂肪、総コレステロール値、ＬＤＬ値なども、ルテインを摂ったグループのほうが優れていたそうです。

なお、ほうれん草に含まれる「ベタイン」というアミノ酸の一種は、高脂血症や肝機能異常を改善する効果があると言われています。

一方で、アクの元である「シュウ酸」には、尿路結石を作りやすいといったマイナス面があります。ただし、根っこの部分を切って、10～20分生け花みたいに水に立てて差しておくとシュウ酸は抜けます。あるいは、そもそもシュウ酸が少ないサラダほうれん草を使うのもいいでしょう。

□ 週に一度のきのこ祭り

ペンシルベニア州立大学医学部のディブリル・M・バなど研究チームが、きのこの摂取量とがんの発症率の関係を調べました。その結果、1日わずか18グラムのきのこを食べるだけで、がんのリスクが45%も低下したそうです。

とくに、乳がんのリスクが大きく下がったと報告されています。

それもそのはずで、**きのこに含まれる「βグルカン」という成分は、免疫力をアップすることや炎症を抑える効果があることがわかっています。**

免疫力アップも、炎症抑制も、がんはもちろん、さまざまな病気を予防する上で非常に大事です。

また、激しい運動の後にβグルカンを摂取することで、炎症レベルが有意に下がったという報告もなされています。日頃から体を酷使する人は、筋肉痛や炎症の予防にもきのこを食べるといいでしょう。

きのこには、βグルカンに加えビタミン類も多い反面、カロリーはほとんどありません。つまり、きのこはとてもカロリーの質が高い食材なのです。

もちろん、1日18グラム程度を毎日食べてもいいですし、週に1回「きのこ祭り」と決め150グラムほどまとめて摂ってもいいでしょう。きのこ炒めにすれば、150グラムも簡単に食べられます。

□ 冷凍庫にはブルーベリーを常備

ベリー類としては、ブルーベリー、ラズベリー、ブラックベリーあたりが有名ですが、グーズベリー、クランベリーなど、さまざまあります。

いずれも色味が濃いのが特徴で、その色味成分に、アントシアニンなど抗酸化作用を持つ優れた栄養素が含まれています。

なかでも、おすすめはブルーベリーです。

シンシナティ大学アカデミックヘルスセンター・精神医学および行動神経科学科のロバート・クリコリアンらの研究では、1日に約75グラム分のブルーベリーを12週間にわたり摂るだけで、**認知パフォーマンス（実行能力と記憶力）と空腹時インスリンの改善が指摘**されています。ただし、この研究は体重が重めで、記憶力低下などの自覚がある33名を対象にしたもの。小規模な実験のため、これだけで脳にいいとは言えないものの、「自分も同じような状態だ」とドキッとした人は多いのではないでしょうか。そんな自覚がある人は、食べて損はないでしょう。

ブルーベリーは、肌の老化防止に効果があることもわかっています。

私も、ブルーベリーをよく食します。そのままポリポリおやつ代わりに食べることもあるし、ミキサーにかけてスムージーにすることもあります。このスムージーには、ココアパウダーやプロテインなどで、そのときどきに足りないと感じているさまざまな栄養素を補うようにしています。

よく使うので、冷凍で流通しているものを購入し、冷凍庫に大量に常備しています。

ブルーベリーの栄養素は、冷凍することでアップすることがわかっています。凍る過程

で色素細胞が壊れ、アントシアニンなどの栄養素が出てくるのです。

私のメソッドで人生を変えたいなら、冷凍庫のブルーベリーはマストアイテムです。

□ 就寝前に2個キウイで睡眠の質アップ

果物としてはベリー類に次いでおすすめです。

ただし、緑のものより黄色いものを選んでください。

女子栄養大学・生理栄養学研究室の今井菜美らが行った研究によれば、「サンゴールド」という種類の黄色いキウイ1個には、ビタミンC261ミリグラム、ビタミンE2・3ミリグラムが含まれており、その量は緑のキウイよりもずっと多いことがわかっています。

また、長距離ランナーにキウイを1日2個食べてもらい、酸化ストレスや炎症への抑制効果を調べる実験も行われています。

その結果、酸化レベルが高かった人ほど効果が大きいことがわかったそうです。

つまり、**普段から肉体を酷使する人はもちろん、炎症や酸化ストレスの害が進んでいると思われる人は、積極的にキウイを食べるといい**わけです。

なお、寝る前に2個のキウイを食べることで、睡眠の質が42・2%も改善されたという台北医学大学栄養・健康科学部の林孝漢らの研究報告もあります。

これは、20～55歳の被験者24名（男性2名、女性22名）が、4週間、毎晩就寝1時間前にキウイフルーツを2個摂取することを4週間続けた結果、総睡眠時間が13・4％、睡眠効率が5・41％と、大幅に増加したというもの。

キウイフルーツの睡眠促進作用は、まだまだ明らかでないことも多くこれからの調査にも注目しています。

私自身、**睡眠ホルモンとして知られるメラトニンを服用するよりも、キウイを食べたほうがいい睡眠がとれると感じています。**睡眠に悩みがある人は、夕食後のデザートとして2個、寝る1時間ほど前に食べるといいでしょう。ただし果物はあくまでもおやつと考え、TDEEで算出したカロリーの調整はお忘れなく。

基本とすべき最強の野菜と果物一覧

食材	うれしいポイント	おすすめの食べ方など
キャベツ	腸内環境を整えてくれる 主食の代わりにも食べられて、お腹いっぱいになる 長期間、傷むことなく食べられる	ピーラーでせん切り
ブロッコリー	がんの発生リスク低下が期待できる	細かく切って生のまま
ほうれん草	脳の劣化を防ぐ ダイエットに効果的	サラダほうれん草
きのこ	乳がんの発生リスク低下が期待できる 筋肉痛や炎症の予防	週に1回のきのこ祭り
ブルーベリー	肌の老化防止 ダイエットに効果的	冷凍ブルーベリーを常備
キウイ	睡眠の質がアップ	黄色いキウイ

上手に取り込みたい植物性食品

□ 腸内環境を整えるネギ科の野菜

大腸がんは以前は日本人に少なかったものの劇的に増加し、部位別がん罹患数で男性は前立腺がんに次いで2位、女性は乳がんに次いで2位となっています（いずれも2019年）。しかも、死亡数で見ると、女性は大腸がんがトップなのです（2020年）。

大腸がん予防は、日本人にとって喫緊の課題とも言えます。

にんにく、玉ねぎ、長ねぎ、わけぎなどネギ科の野菜を食べると、大腸がんのリスクが79％も下がるという研究結果があります。これは、中国医科大学第一病院・遼寧省抗癌剤および生物療法重点研究室のシン・ウーらが明らかにしたもの。

ネギ類には、**腸内細菌のエサとなるフラクトオリゴ糖がたくさん含まれており、それによって腸内環境が整うことが、大腸がんを減らす大きな要因**と思われます。

また、「腸脳相関」という言葉があるほど、**腸の状態は脳の健康と深く関わっていることがわかっています。さらに、腸と自律神経は切っても切れない関係にあり、腸内環境を整えることは、メンタル、フィジカル両面から全身を頑強にしてくれます。**

一方、玉ねぎに含まれるフラボノイドの一種であるケルセチンという成分は、非常に抗酸化作用が高く、脳を炎症から守ってくれます。玉ねぎを多く食べることで、脳機能がアップし、やる気が起きない状態からの脱却、うつの改善も期待できます。

日頃から、ネギ科の野菜を積極的に食卓に取り入れましょう。私は、あさりの酒蒸しにネギ類をどっさり入れて食べたりしています。

玉ねぎは、皮をむいてホイル焼きにしてもいいでしょう。

にんにくも非常に効果的なのですが、匂いが気になる人もいるでしょう。その場合、匂い成分だけを取り去ったガーリックパウダーが売られているので、それを利用するのもおすすめです。

□ 集中力アップにアボカド

アボカドは、良質な不飽和脂肪酸を多く含み、「森のバター」とも呼ばれます。カロリーが高めなため多食は厳禁ですが、上手に食べることでかえって肥満を抑制したり、肌がきれいになったりして、若返る効果があることがわかっています。

イリノイ工科大学・食品安全衛生研究所、栄養研究センターの朱蘭俊らが行った研究では、アボカドを含んだ食事を食べたグループは、そうでないグループと比較して主観的な食後の満足感が30％アップしたそうです。

また、実際にたくさん食べて血糖値が上がった場合に小腸から分泌される「GLP1」というホルモンの量が少なくなるなど、食べすぎを防ぐ効果があることが数字の上でもわかっています。

つまり、**アボカドは空腹感を解消するのにいい食材**と言えます。

また、**集中力をアップさせることもわかっています。**

太り気味の人は年齢を重ねるほど頭の回転が低下し、認知症になりやすい傾向があるのは予想がつくと思います。そうした人々を集めてイリノイ大学アーバナ・シャンペーン校栄養科学部のケイトリン・G・エドワーズらが、12週間にわたり比較実験をしたところ、アボカドを食べたグループはそうでないグループと比べ、「フランカー課題」という集中力が必要なテストのパフォーマンスが上がったそうです。

認知症が怖い人はもちろんのこと、広く頭脳労働に従事している人は、アボカドを味方に付けるといいでしょう。

さらにアボカドには、美肌効果があります。肌の老化や炎症を食い止めるカロチノイドが豊富で、一価不飽和脂肪酸やポリフェノールなど全身を若々しく保つための栄養素が詰まっています。

実際に、デイビッド・ゲフィン医学大学院、医学部、人間栄養センターのスザンヌ・M・ヘニングらが行った、8週間にわたる実験によれば、アボカドを毎日1個食べたグループは、そうではないグループに比べ肌の張りや弾力が向上しました。

とくに女性は、1日に半個から1個を、カロリーをしっかり計算しつつ食べるといいでしょう。

□ ビーツでベンチプレスのパワー増加

赤色の実が印象的なビーツは、日本ではあまりメジャーな食材ではありませんが、多くの健康効果がわかっています。

ウェイクフォレスト大学物理学科のテニール・D・プレスリーらが行った研究では、ビーツを摂った直後から前頭葉の血流がアップすることが報告されました。**前頭葉は判断**

や意思決定などを司る部位であり、頭脳労働をする人にビーツはおすすめの食材と言えます。

逆に、肉体を酷使する仕事の人や激しい運動をする人にもビーツがいい効果をもたらします。

サムフォード大学運動学部のタイラー・D・ウィリアムズらが行った研究では、ビーツジュースを飲んだときは飲まなかったときと比較して、ベンチプレスのスピードやパワーが63%増加したという結果も報告されています。

マーストリヒト大学医療センター、腫瘍学および発生生物学GROWスクール、毒性ゲノム科学部門のH・ザマニらが行った、86件もの研究をまとめたメタ解析でも、**ビーツを摂ることによって血圧が下がり、心肺機能が高まり、とくに有酸素運動のパフォーマンスが向上**することがわかっています。

ビーツを摂ると、そこに含まれる硝酸塩の働きで体が疲れにくくなり、全力疾走系の運動のパワーやスピードが上がることが期待できるのです。

こうした効果は、性別や年齢に関係なく、普段からまったく運動していない人でもオリンピック選手でも得られることがわかっています。

ただ、生にしろ冷凍物にしろ、ビーツは簡単に入手できる食材ではありません。そのため、多くの実験でもビーツジュースやビーツパウダーが用いられています。

ジュースは高価なので、私はもっぱらパウダーを用いています。パウダーなら、ベリー類のスムージーに混ぜるのにも適しています。しかも、3グラムほど混ぜれば充分です。

なお、ビーツに含まれる硝酸塩には、発がん物質のニトロソ化合物を作るという指摘もありますが、摂取したとしても少量なので心配はいらないでしょう。

□ ダイエットにスパイス・ハーブ類

スパイスやハーブも上手に取り入れましょう。

イラン、テヘラン医科大学栄養科学・食事学部コミュニティ栄養学科のサイード・モハメッド・ムサヴィらが行った実験によると、**1日に2グラムのセイロンシナモンを12週間摂取したグループは、プラセボを摂取したグループと比べ、平均で、体重が1キロ、BMIが0・51、ウエストが2・4センチ、体脂肪率が1・02%それぞれ低下**したそうです。

一般的にシナモンには、肝臓に負担をかけるクマリンという成分が含まれるのですが、セイロンシナモンはそれが少ないのでおすすめです。セイロンシナモンはスリランカ原産のシナモンで、輸入食品店などでは「Cinnamomum verum」と表記されています。

私はセイロンシナモンの粉末を、ベリー類のスムージーに混ぜて飲んでいます。

セージはポリフェノールが非常に多く、日頃から摂取したいハーブの1つです。

ブルゴーニュ・フランシュ・コンテ大学・スポーツ科学大学・パフォーマンス専門センターのニコラ・バボーらが行ったセージの研究では、サプリメントを摂ったグループは、摂らなかったグループと比較し、頭の回転を調べるテストのスコアが良かったという結果が報告されています。

唐辛子の辛み成分であるカプサイシンは、運動をするときにおすすめです。

筋トレを行うにあたり、カプサイシンを摂ったグループと摂らなかったグループを比較した、サンパウロ州立大学、工学科学部、体育学部のマルセロ・コンラド・デ・フレイタスらが行った研究では、摂ったグループのほうが運動のつらさが軽減し、長時間続けられ、重い負荷にも耐えられることがわかったそうです。

具体的にカプサイシンを活用する場合、少量を2回に分け、運動を始める30〜40分くらい前と、始めるときに摂るのが効果的と思われます。

というのも、カプサイシンの血中濃度は摂取後45分にマックスになり、１０５分以内に消滅することがわかっているからです。

ただし、胃腸が弱い人には刺激が強いのでおすすめできません。過剰摂取も健康に害があります。また、唐辛子はナス科の植物であり、ナス科の野菜にアレルギーがある人も避けてください。

胃腸の弱さや、アレルギーにかかわらず、スパイスは多量に摂るものではありません。

少量を上手に取り入れることで、健康にも、食事のバリエーションにも一役買ってくれることでしょう。

上手に取り込みたい植物性食品一覧

食材	うれしいポイント	おすすめの食べ方など
ネギ科の野菜	大腸がんの発生リスク低下が期待できる 腸内環境が整う うつの改善への期待	にんにく、玉ねぎ、長ねぎ、わけぎ
アボカド	集中力アップ 美肌効果	カロリーをしっかり計算しながら1日半個～1個
ビーツ	前頭葉の血流アップ 有酸素運動のパフォーマンス向上	ジュースやパウダーで摂取
スパイス・ハーブ類	ダイエットに効果的 頭の回転アップ 筋トレを長時間続けられる	セイロンシナモン、セージ、唐辛子 食事や飲み物に少量加える

間違った知識を捨てる

□カット野菜はダメなのか

コンビニやスーパーで売られている便利なカット野菜について、大いに活用したらいいと私は考えています。

カット野菜に対する否定的な意見は、栄養面と安全面の主に2つあります。

まず、栄養面ですが、カット野菜は製造過程で水洗いされており、ビタミンC、ビタミンB群などの水溶性ビタミンの損失が多いことがわかっています。

しかし、先にも述べたように、野菜は冷蔵庫に貯蔵している間にも、また自分で調理する過程でも、栄養素は減っていきます。だとしたら、細かいことにこだわっているのは賢い態度とは言えないでしょう。とにかく「野菜を食べる」ということを最優先して考えましょう。

また、安全性について不安視する人がいるので、ここで真実をきちんと述べておきましょう。

カット野菜は、水で洗浄するだけでなく細菌の繁殖を防ぐために次亜塩素酸ナトリウムで消毒しています。しかし、次亜塩素酸ナトリウムに10分間野菜を浸けて影響を調べた実験では、出荷段階で残留成分は検出されませんでした。このことからも、私たちが食べるときには、次亜塩素酸ナトリウムの影響は消えていると考えていいでしょう。

一方で、次亜塩素酸ナトリウムはクロロホルムを発生させるため、クロロホルムによる発がん性を心配する向きもあります。でも、その量はとても少なく、水道水に含まれるのと同レベルです。

さらに、国際がん研究機関（IARC）が発表している「発がん性分類」では、クロロホルムは「ヒトに対して発がん性がある可能性がある」とされる「グループ2B」です。このグループには、漬物やワラビなど323種類のものが含まれています。

ちなみに、ハムなどの加工肉は「ヒトに対して発がん性がある」とされる「グループ1」で、ここには128種類のものが分類されています。

こうした基準と照らし合わせても、カット野菜の安全性について心配はいらないでしょう。

発がん性分類

グループ1：ヒトに対して発がん性がある
例　：アフラトキシン、アルコール飲料、加工肉、ベンゼン、ベンゾ[a]ピレン、PFOA（パーフルオロオクタン酸）
説明：発がん性の十分な証拠がある
グループ2A：ヒトに対しておそらく発がん性がある
例　：アクリルアミド、亜硝酸塩、非常に熱い飲み物、レッドミート
説明：発がん性の限定的な証拠がある
グループ2B：ヒトに対して発がん性がある可能性がある
例　：アスパルテーム、漬け物、鉛、わらび、PFOS（パーフルオロオクタンスルホン酸）
説明：発がん性の証拠が不十分
グループ3：ヒトに対する発がん性について分類できない
例　：コーヒー、マテ茶
説明：発がん性の証拠が不十分または存在しない

参考：農林水産省HP（2023年12月時点）（https://www.maff.go.jp/j/syouan/seisaku/risk_analysis/priority/hazard_chem/iarc.html）

□ オーガニック野菜がいいのか

野菜については農薬を気にする人もいて、いわゆる「オーガニック」にこだわったほうがいいかという質問もたびたび受けます。

結論から言って、その必要はありません。

そもそも**野菜自体が食材としては高価な部類に入るし、オーガニックはさらに高くなります。そんなお金があれば、普通のスーパーでいろいろな種類の野菜をふんだんに買ったほうがいい**でしょう。

日本の農薬使用に関する規制はとても厳しく、毒性のチェックも行っています。そうした基準をクリアしている作物について気にすることはありません。

たとえ、残留農薬が多めとされる野菜であっても、それは比較的にという意味であって絶対量は微々たるものです。

残留農薬は、流水でよく洗えば問題ありません。流水で洗った後にキッチンペーパーでその水分を拭き取ればパーフェクトです。

それでもどうしても気になるなら、薄めたお酢で洗うのもいいでしょう。お酢で洗うと、劇的に残留農薬が減ることがわかっています。
しかし、私はそんなことはしません。**キャベツなど、外側の葉をむくだけで洗うことすらしません。**

逆に、オーガニック野菜に対する調査で、次のような報告がなされています。
バレンシア工科大学の研究チームで調査され、『ＥＣＣＭＩＤ』で発表された情報によると、大半のオーガニック野菜は無害ではあるものの、一部の環境の悪い土壌で栽培されたものから、サルモネラ菌、レジオネラ菌、カンピロバクターなど、52種類くらいの病気を引き起こす可能性がある細菌が検出されたそうです。

要するに、普通に売っている野菜なら、オーガニックでも、オーガニックでなくても、必要に応じて洗って食べればまったく問題なし。安心して量を食べてください。

□ ナス科の野菜だけは注意して

ほとんどの野菜は生で食べられると前述しましたが、アレルギー体質の人はナス科の野菜には注意が必要です。ナス科の野菜そのものにアレルギーがなくても、さまざまなアレルギーを悪化させる可能性があるからです。

実際に、アレルギー体質の人がナス科の野菜を摂取することをやめると、体調が良くなるということがままあります。

ナス科の野菜とは、ナス、トマト、ピーマン、パプリカ、じゃがいも、唐辛子などです。これらナス科の野菜にはレクチンという成分が多く、腸のバリアに穴が開いてしまう「リーキーガット症候群」を引き起こしやすいのです。

レクチンはいろいろな野菜に含まれていますが、ナス科のレクチンは消化が悪く、腸の壁に張り付きやすい特徴を持っています。

一方で、熱に弱いという特徴もあります。

とくに、トマトのレクチンは血液中に浸透しやすいこともわかっているので、**アレルギー体質の人は加熱して食べることをすすめます。**

また、唐辛子のカプサイシンなどから生成されるグリコアルカロイドという物質は免疫系を刺激します。そのため、自己免疫疾患やアレルギーを持っている人には、やっかいな存在となり得ます。

アレルギー体質の人は、ナス科の野菜は控えめに、摂るとしても加熱しましょう。

頭の良い「野菜習慣」

□ 野菜を常備する工夫

野菜を食べたいなら、野菜がなくてはいけない。

あまりにも当たり前のことですが、非常に重要なポイントでもあります。なぜなら、毎日食べる野菜を常備するというのは、結構、手間がかかるのです。

まず、野菜は重くてかさばります。スーパーで買ってくるのも、冷蔵庫の野菜室に収めるのも楽ではありません。とくに、ビジネスパーソンが仕事帰りにたくさんの野菜を買って帰るのはなかなか大変です。

そうしたことから、「食べたい気持ちはあるけれど、野菜を切らしているうちに面倒くさくなってしまった」と挫折してしまう人も少なくありません。

そこで、頭を使いましょう。

スーパーのネット販売や産地直販システムを利用し、自宅に送ってもらうのも手です。生協（コープ）の会員になってもいいでしょう。そのときに、一定の日にち毎《ごと》に繰り返し送って（届けて）もらえる「定期便」を指定すれば、注文忘れということも起きません。

また、いざというときのために、冷凍庫に冷凍野菜を常備しておきましょう。

もちろん、ウーバーイーツなどでサラダや野菜料理を取ってもいいでしょう。ただし、**サラダなら「ドレッシングをかけないで」と注文することをすすめます。**悪い油でできたドレッシングを使わずに、自分でオリーブオイルをかけるなどして食べましょう。

□ 外食の前にキャベツを食べる

ワイル・コーネル・メディカル大学のアルパナ・P・シュクラらの研究チームなど多くの実験で、食事をするときには先に野菜を食べると血糖値コントロールがうまくいくことがわかっています。だから、糖尿病の人は、野菜、タンパク質、糖質の順番で食べることが推奨されます。

では、あなたが糖尿病でないとしたらどうでしょうか。やはり、先に野菜を食べておくのはいいことです。それによって食事報酬が減り、また、実際に野菜はお腹が膨れて、食べすぎを抑えることができるからです。

とくに、外食のときなど、野菜を食べてから出かければカロリーを摂りすぎずに済むし、そもそも外食には野菜が少ないので、栄養面から言っても出かける前の野菜摂取はおすすめです。

そんなときにも、私がよく食べるのがキャベツです。外食があるときは、出かける前に半玉食べたりしています。

生で簡単に食べられるキャベツをいつでも野菜室に入れておき、外食前にお腹に入れる癖をつけるといいでしょう。

□ オリーブオイルで野菜を炒める

野菜は、収穫して間もないものを生で食べるのが栄養的にはベストな場合が多いです。

ただ、量を食べようと思ったら加熱することも必要になってきます。

そのときに、ゆでてしまうとゆで汁にビタミン類などの栄養分が流れ出てしまいます。

だから、ゆでるならスープのように汁ごと摂りましょう。

ただ、それだと今度は水分でお腹がいっぱいになってしまいますね。

そこで私は、野菜を加熱するなら「炒める」を推奨しています。ただし、サラダ油などの悪い油は使わないこと。**炒める油はオリーブオイル一択**でいきましょう。

グラナダ大学のジェシカ・デル・ピラール・ラミレス・アナヤらが、さまざまな調理法によって、野菜の栄養分がどう変化するかを調べた研究があります。それによると、**ほかの調理法では変化がなかった抗酸化力が、エキストラバージンオリーブオイルで炒めたときだけアップした**と報告されています。

おそらく、オリーブオイルに含まれるポリフェノールが、炒めた野菜に吸収された結果だと思います。

オリーブオイルに関する実験はあちこちでなされていますが、ミュンヘン工科大学とウィーン大学の研究チームが行ったものでは、オリーブオイルを摂ったグループは、摂らなかったグループに比べ、血液中のセロトニンが増え満腹感を得やすくなって食べる量が減ることがわかっています。

この研究では、さらに面白い結果が出ており、**オリーブオイルを食べなくとも香りを嗅ぐだけでセロトニンが増え、1日に176キロカロリーほど食べる量が減った**そうです。

あなたのキッチンにも、ポリフェノールの含有量が多く、香りが高いエキストラバージンオリーブオイルを常備し、野菜を炒めたり、生野菜にドレッシングとして用いましょう。お腹が減ったときに香りを嗅いでみるのもいいでしょう。

□ 旨味を使えば塩分を抑えられる

野菜をたくさん食べるために市販のドレッシングなどを使うと、どうしても塩分も取り過ぎになります。

そこで、調味料やスパイス類を賢く活用しましょう。

私のおすすめナンバーワンは、「旨味」を使ったものです。旨味を加えることで満足感がアップするので塩の味などを強くしないで済みます。

たとえば粉チーズ。**チーズは積極的に摂らなくてもいい食材として2章で紹介しましたが、旨味調味料として少し使うにはおすすめです。**

例えば、こんなレシピです。

せん切りキャベツに、粉チーズ、粉山椒を混ぜます。そこに、薄切りマッシュルームとトマトを盛り付け、オリーブオイルを少量かければ、塩もドレッシングも使わずに、満足感あるサラダの出来上がりです。

薬として食べる野菜・果物

□ 炎症を抑えたい

炎症とは、体の傷ついた部分の組織が、それを治そうと反応するために起きる現象です。たとえば、捻挫したら腫れるとか、ひっかき傷が膿《う》んでしまうといった急性炎症はわかりやすいですね。

一方で、**表に出ないけれど体内で長期にわたってくすぶり続けるのが慢性炎症で、これがあらゆる病気や老化の元となることがわかっています。うつや、やる気の低下なども、脳の炎症が原因**です。

だから、心身共に健康でありたいなら、気づかずに体内で起きている炎症を、抑える努力をしなければなりません。

ギリシャの「ＨＮＮＨＳ（Hellenic National Nutrition Health Survey）」という国民の健康に関す

る調査データをもとに、コロンビア大学のソクラティス・カリシスらが精査したところ、体内の炎症を抑えてくれる食材として以下のものが上位に上がったそうです。

①トマト
②りんご、ベリー類
③淡い黄色やオレンジ色の野菜
④鶏肉
⑤ナッツ
⑥コーヒー、お茶
⑦フルーツ全般
⑧葉物野菜、アブラナ科の野菜

葉物野菜は普段からたくさん食べていると仮定して、そこにトマト、りんごやベリー類、にんじんなどカロチノイド系の野菜をプラスし、カロリーに影響しないブラックコーヒーやお茶を飲むという生活をしていれば、かなりいい線行っていることになります。

なお、体内で起きている炎症の度合いを知る「炎症指標スコア」というのがあり、炎症が進んでいる人とそうではない人では、こうした食材の摂取量に1週間に2400グラムの差があったということです。

2400グラムというと拳約20個分。これを7日で割って、**今より1日拳3個分の野菜を増やしていけば、炎症が起きにくい体**になるわけです。

また、炎症指標スコアが高くなればなるほど認知症のリスクが上がることもわかっています。あなたはもちろんのこと、あなたの両親にも、1日拳3個分の野菜を増やしてもらうことは、とても価値あることと言えるでしょう。

□ メンタルを強くしたい

オタゴ大学心理学部のケイト・L・ブルッキーらが行った研究によると、**野菜やフルーツの摂取量が多い人は、幸福度が高くメンタルが安定している**ことが明らかになっています。

この研究では、最もメンタルにいい影響を与えるものを「Aクラス」、次いでおすすめなものを「Bクラス」として発表しています。

《Aクラス》

○にんじん
○バナナ
○りんご
○葉物野菜（ほうれん草、ケールなど）
○レタス
○柑橘系果物（オレンジ、レモンなど）
○きゅうり
○キウイ

《Bクラス》

○セロリ
○キャベツ
○赤玉ねぎ
○トマト
○マッシュルーム

こうした食材を、すべて生で食べることで、よりその効果が発揮されるということがわかったそうです。

ただ、次のような食材では、効果は減るものの、調理したり、缶詰にしたり、冷凍されたものでも気分の改善が確認されたといいます。

○かぼちゃ
○ミックスベジタブル（冷凍）
○じゃがいも
○さつまいも
○ブロッコリー
○なす

こうして一覧にして眺めてみると、身近な食材がほとんどです。取り組むのに、なにも難しいことなどありません。

人生で新しいことにチャレンジするときや、心が折れそうになっているときなど、これらの食材を積極的に摂り、メンタルを強くして乗り切りましょう。

□ 脳の機能・認知機能を高めたい

前にもふれたように、**ルテインという成分が脳の酸化を防ぐ**ことがわかっています。

ルテインは植物由来の有色化合物で、カロチノイドの一種です。体内でつくることができないため、食事から摂るしかありません。サプリメントも出てはいますが、私はおすすめしていません。

ルテインは、ほうれん草、ケール、アボカドなどに多く含まれます。

また、ルテインと同様の植物由来の有色化合物にルテオリンというフラボノイドの一種があり、こちらも高い抗酸化作用、抗炎症作用を持っています。

私たちの脳は、免疫細胞であるミクログリア細胞がダメージを受けると、サイトカインが出て眠気が起きたり、記憶力が低下したり、うつっぽくなることがわかっています。

それに対し、ルテオリンの持つ強力な抗酸化作用、抗炎症作用が、ミクログリア細胞がダメージを受けることを防ぐのです。

実際に、マウスを使った実験では、ルテオリンによって記憶力がアップしたという報告がなされています。

ルテオリンが多い食材としては、にんじん、ピーマン、セロリなどの野菜、タイム、ペパーミント、ローズマリー、カモミールなどの香草類、オリーブオイルが挙げられます。

また、ベックマン先端科学技術研究所のガブリエル・グラットンらが行った研究では、**フラボノールが豊富なココアを飲む人は、そうでない人に比べ、判断能力を司る前頭皮質の酸素化レベル（酸素が血液に取り込まれる量）が3倍も高くなった**そうです。加えて、難しい認知テストに正解するスピードが11％早くなることもわかりました。

フラボノールは、緑茶やベリー類にも多く含まれています。

□ダイエットを成功させたい

ハーバード大学公衆衛生大学院栄養学部のモニカ・L・ベルトイアらが、24年間にわたり13万3468人分のデータを調べた結果、食べることによって体重が減りやすい傾向を見せる食材があることがわかりました。

その上位3つは次の通りです。

1位　ベリー類
2位　アブラナ科の野菜
3位　葉物野菜

ぶっちぎりでダイエット効果が高かったのが、ブルーベリー、ラズベリー、ブラックベリーなどのベリー類だったとのこと。ベリー類は、カロリーが少なく栄養素が豊富で、カロリーの質が高い食材の代表格です。

運動したりカロリー計算など一切しなくても、このベストスリーの食材の摂取量を、1日に拳1個分増やすと、4年で平均0・3キロ減ったそうです。

4年で0・3キロは少ないと思うかもしれませんが、普通、なにもしないでいれば、人は年齢と共に太っていきます。しかし、拳1個分食べる量を増やしたのに体重が減っているのです。

ここにちょっとした運動を加えたり、カロリー計算をちゃんとすれば、そのダイエット効果はさらに上がるでしょう。

太っている人ほど、これらの食材の効果が高いこともわかっているので、肥満に悩んでいる人は、大いに参考にしてください。

厳しい食事制限を行えば、必ず反動でたくさん食べてしまいます。そのたびにリバウンドを繰り返すのはもう終わりにして、野菜を無制限に食べてダイエット効果を狙ってしまいましょう。

それによっていい栄養も摂れるからメンタルもフィジカルも健康になるし、実際に体重も落ちていきます。まさに、合理的ではありませんか。

ただし、そのときの野菜は、食物繊維が多くGI値（食品に含まれる糖質の吸収の度合いを示す数値）が低いものを選んでください。たとえば、キャベツ、ブロッコリー、かぶ、大根、小松菜などアブラナ科の野菜はとくにおすすめです。逆に、イモ類など、GI値が高いものを多く食べれば太ってしまいます。

もっとも、自然薯や長いもといった大和芋には空腹感を抑える効果がありますので、GI値が高くても少量を上手に使えばダイエットに役立ちます。

GI値一覧

	野菜	果物
低GI値：55以下	葉物野菜 ブロッコリー ピーマン きのこ類 かぶ 大根	りんご いちご メロン グレープフルーツ みかん ブルーベリー
中GI値：56〜69	さつまいも	パイナップル 柿 ぶどう キウイ
高GI：70以上	じゃがいも 里いも 長いも にんじん	ジャム 缶詰

※山梨県厚生連健康管理センター（https://www.y-koseiren.jp/special/food_nutrition/3072）のデータを参考に、一般的なGI値を付け足して作成

ちなみに、リーズ大学のエカテリーナ・ストリビトカイアらが行った研究では、**「固い」「粘度が高い」といった食感の刺激が満腹感を高め**ることがわかっています。

ドロドロしている大和芋は、まさに食感の刺激が充分。私の場合、すった大和芋に軽くしょうゆで味付けし、サラダのドレッシング代わりに使ったりします。

また、野菜や果物をジュースにして飲むよりは、そのまま嚙んで食べたほうが、食感の刺激が多く得られ、お腹がいっぱいになりやすいと言えます。

□ 筋トレ効果を高めたい

効率よくいい筋肉をつけたい人に摂ってほしいのが、ほうれん草とビーツです。

畜産の世界では、動物に「ベタイン」という成分のサプリを与えることがあります。それによって、体脂肪が減り、筋肉量が増えるからです。

その機序として、ベタインが成長ホルモンを刺激して筋肉量を増やすとか、中性脂肪が脂肪細胞に取り込まれるのを阻害するなどということが指摘されています。

私たち人間においても、筋トレとベタイン摂取を組み合わせることで、体脂肪の割合が減少すると言われています。

そのときの、目安となるベタイン量は1日2500ミリグラム。

ほうれん草100グラム中に600ミリグラムのベタインが含まれますから、**ほうれん草なら400グラムほど食べればOK**です。

ベタインは熱で壊れないので、加熱しても大丈夫。加熱すれば、ほうれん草400グラムなんて簡単です。私のお気に入りは、あさりの酒蒸しにほうれん草をどさっと入れるという方法です。

一方、**ビーツには100グラム中200ミリグラムのベタインが含まれます。**

また、ほうれん草やビーツに含まれる硝酸塩は、体内に入ると一酸化窒素に変換され血流を増やします。

血流が増えると筋肉の収縮がアップし、筋トレ効果が上がります。

さらに、細胞がグルコースを取り入れやすくなるので糖質が燃えやすく、エネルギー効率が良くなります。結果として筋肉がつきやすくなるのです。

□ 見た目(顔色)を良くしたい

西オーストラリア大学心理学部のヨン・ジー・フーらが行った研究で、**ベータカロチン**

のサプリメントを摂取すると、血色が良くなり健康的な顔色になることがわかりました。

ときどき、電車のなかなどで、日焼けしているのとはまた違う、どす黒い顔色の人を見かけます。いくらパリッとしたスーツを着ていても、いかにも疲れた感じに見えます。

一方で、顔色が良くなれば、それだけで若く見えるし、いきいきとしてビジネスの能力も高く見えます。実際に、この研究では、顔色が良くなることで男性の魅力度が1・5倍になったと報告されています。

また、マッコーリー大学のイアン・D・スティーブンらが行った研究では、体内のカロチノイドが高い人は魅力的に見えるという報告がなされています。

やはり、モテたいなら大事なのはカロチノイドです。

カロチノイドはにんじんなどの黄色っぽい野菜に多く含まれます。モロヘイヤ、ほうれん草、パセリなど緑の濃いものもいいでしょう。

□ 美肌になりたい

シミやシワなど皮膚トラブルの原因に紫外線があります。ただ、同じ量の紫外線を浴びても、その結果は人それぞれです。

その人の皮膚が赤くなるのに必要な光の量をＭＥＤ（Minimal Erythema Dose）と言い、この値が高くなるほど紫外線の害を受けにくくなります。

そして、**ザクロとカカオ分の高いダークチョコレートに、MEDをアップする効果があることがわかっています。**

具体的には、ザクロやザクロジュースを12週間摂取すると、紫外線に対する皮膚の回復力が上がるという、デイビッド・ゲフィン医学大学院、医学部、人間栄養センターのスザンヌ・Ｍ・ヘニングらが行った研究結果があります。

また、ロンドン芸術大学経営科学学部、化粧品科学グループのステファニー・ウィリアムズらが行った研究では、フラボノール含有率の高いチョコレートを食べるとＭＥＤが上がったそうです。

ただ、ザクロは生のものもジュースも簡単に入手できません。私の場合、カカオ分85％程度のダークチョコレートを食べるか、ココアパウダーを用いています。ココアパウダーなら、ブルーベリーと一緒にミキサーにかけ、スムージーにすれば美味しく摂れます。

アボカドの美肌効果については２１４ページでふれましたが、**アボカド同様の美肌効果が期待できる食材にアーモンドがあります。**

１日57グラムのアーモンドを24週間食べると、女性の肌の質が良くなったという研究結果が、カリフォルニア大学デービス校皮膚科のイリーナ・リバクらの研究チームから報告されています。しかし、57グラムはかなり多くカロリーも高いので、あまり現実的ではないかもしれません。

なお、ニキビに悩んでいる人には、お茶がおすすめです。

タイのシーナカリンウィロート大学大学院のケイトワディー・ローグリッティデットらが行った研究で、**週に3回以上お茶を飲むと、ニキビの重症化度が26％低下**したことがわかりました。

ニキビをきれいに治したいなら、脂っこい食事や砂糖が入った食べ物や飲み物を避け、お茶を積極的に飲むといいでしょう。

□ お酒好きの体調維持には

アルコールが肝臓に負担をかけるということは多くの人が知っています。

血液中に取り込まれたアルコールは、肝臓のアルコール脱水素酵素（ＡＤＨ）によってアセトアルデヒドという中間代謝物質に分解されます。このアセトアルデヒドは、さらにアセトアルデヒド脱水素酵素（ＡＬＤＨ）によって分解され、体外に排出されます。

お酒が弱い人は、ＡＬＤＨの働きが弱く、アセトアルデヒドが分解されず体内に残ってしまうために、吐き気や頭痛などの不快な症状に悩まされるわけです。

一方で、私のようにお酒に強い人の場合、悪酔いしないのはいいけれど肝臓がそれだけ酷使されているわけです。だから、**酒飲みは肝臓にいい食材を摂る必要があります。**

私が注目しているのが、「ヘスペリジン」というポリフェノール系の抗酸化作用が高い物質です。

ヘスペリジンのサプリメントを12週間摂取すると、肝臓の炎症を示すマーカーが改善され、同時に、ＡＬＰ、ＧＰＴ、中性脂肪などの数値も改善されたという研究報告があるのです。

また、動物実験では、ヘスペリジンによって非アルコール性の脂肪肝が改善することもわかっています。

ヘスペリジンは、みかん、オレンジ、ゆずなど柑橘系の果物に多く含まれています。お酒が好きな人は、果物を食べるなら柑橘系を選ぶといいでしょう。

薬として食べる野菜・果物一覧

効能	食材	ポイント
炎症を抑えたい	トマト、りんご、ベリー類、淡い黄色やオレンジ色の野菜、鶏肉、ナッツ、コーヒー、お茶、フルーツ全般、葉物野菜、アブラナ科の野菜	週に2400グラム以上（拳約20個分）食べる ※1日拳3個分増やせばOK
メンタルを強くしたい	**【メンタルに最もいい】** にんじん、バナナ、りんご、葉物野菜（ほうれん草、ケールなど）、レタス、柑橘系果物（オレンジ、レモンなど）、きゅうり、キウイ **【次におすすめ】** セロリ、キャベツ、赤玉ねぎ、トマト、マッシュルーム	生で食べる
	【3つ目におすすめ】 かぼちゃ、ミックスベジタブル（冷凍）、じゃがいも、さつまいも、ブロッコリー、なす	調理済、缶詰、冷凍でもOK
脳の機能・認知機能を高めたい	ほうれん草、ケール、アボカド、にんじん、ピーマン、セロリ	ルテインまたはルテオリンを多く含む野菜や果物
	タイム、ペパーミント、ローズマリー、カモミール、オリーブオイル	ルテオリンは香草などにも含まれる
	ココア、緑茶、ベリー類	フラボノールを多く含む食材
ダイエットを成功させたい	ベリー類、アブラナ科の野菜、葉物野菜	1日に拳1個分増やす ジュースにするよりそのまま噛んで満足感を得る
筋トレ効果を高めたい	ほうれん草、ビーツ	ベタインを多く含む野菜や果物
見た目（顔色）を良くしたい	にんじんなどの黄色っぽい野菜、モロヘイヤ、ほうれん草、パセリなどの緑の濃い野菜	カロチノイドを多く含む野菜
紫外線の害を受けにくくしたい	ザクロ、ダークチョコレート	MEDをアップする食材
美肌効果	アボカド、アーモンド	カロリー計算しながら上手に摂る
ニキビを治したい	お茶	加えて脂っこい食事や砂糖は避ける
お酒好きの体調維持	みかん、オレンジ、ゆずなどの柑橘系	ヘスペリジンを多く含む食材

リセットレシピを一生の財産に

つっしーと出会った頃のことを、私は今もよく覚えています。

大学時代、ほとんど幽霊会員だったコミュニティサークルの飲み会に、私は珍しく顔を出しました。その席に参加していた、ちょっと変わったヤツがつっしーでした。

まだ、お互いに二十歳になったばかりだったけれど、つっしーはバーテンダーの仕事をやっていたから、やたらとお酒に詳しかった。当時の飲み放題のドリンクメニューと言えば、ウイスキーは水割りとロックだけだったのに、つっしーはカウンターで炭酸をもらってきて、ロックに注いでハイボールを作っていました。

それを見て、「なんか変な人がいるな」と声をかけたのがきっかけです。

以来、一緒にずいぶんあちこち飲み歩いて、いろいろなものを食べました。そして、年齢を重ねていくうちに、「食い物って重要だよな」というところにお互い行き着いたのだから、やはり気が合っていたのでしょう。

本書はまさに、つっしーと私の合作であり、「食事に関する本の最高傑作だ」と勝手に2人して思っています。

本書で紹介したレシピや理論は、私たち自身が活用し、心身の健康を保つために役立てているものばかりです。

どうか、みなさんもこの食事術をしっかり習得し、一生の財産にしてください。本当に、食べ物って重要ですよ。

最後に、つっしー、いつもありがとう。

そして、本書を読んでくださったみなさん、ありがとうございました。

2024年11月　メンタリストDaiGo

主な食材インデックス

●野菜・きのこ・果物

●魚介類

Exercise Performance Performed After a High-Intensity Intermittent Running in Resistance-Trained Men

- https://markterfolg.de/ESCMID/Final_Programme_2022/#page=1
- Alpana P. Shukla, Morgan Dickison, Natasha Coughlin, Ampadi Karan, Elizabeth Mauer, Wanda Truong, Anthony Casper, Ana B. Emiliano, Rekha B. Kumar, Katherine H. Saunders, Leon I. Igel, Louis J. Aronne（2018）.The impact of food order on postprandial glycaemic excursions in prediabetes
- Jessica Del Pilar Ramírez-Anaya, Cristina Samaniego-Sánchez, Ma. Claudia Castañeda-Saucedo, Marina Villalón-Mir, Herminia López-García de la Serrana（2015）.Phenols and the antioxidant capacity of Mediterranean vegetables prepared with extra virgin olive oil using different domestic cooking techniques
- Sokratis Charisis, Eva Ntanasi, Mary Yannakoulia, Costas A. Anastasiou, Mary H. Kosmidis, Antonios N. Gargalionis, Kostas Patas, Stylianos Chatzipanagiotou, Ioannis Mourtzinos, Katerina Tzima, Georgios Hadjigeorgiou,Paraskevi Sakka, Dimitrios Kapogiannis, Nikolaos Scarmeas（2021）.Diet Inflammatory Index and Dementia : Incidence A Population-Based Study
- Kate L. Brookie, Georgia I. Best, Tamlin S. Conner（2018）.Intake of Raw Fruits and Vegetables Is Associated With Better Mental Health Than Intake of Processed Fruits and Vegetables
- Gabriele Gratton, Samuel R. Weaver, Claire V. Burley, Kathy A. Low, Edward L. Maclin, Paul W. Johns, Quang S. Pham, Samuel J. E. Lucas, Monica Fabiani, Catarina Rendeiro（2020）.Dietary flavanols improve cerebral cortical oxygenation and cognition in healthy adults
- Monica L Bertoia, Kenneth J Mukamal, Leah E Cahill, Tao Hou, David S Ludwig, Dariush Mozaffarian, Walter C Willett, Frank B Hu, Eric B Rimm（2015）.Changes in Intake of Fruits and Vegetables and Weight Change in United States Men and Women Followed for Up to 24 Years: Analysis from Three Prospective Cohort Studies
- Ecaterina Stribiţcaia, Charlotte E. L. Evans, Catherine Gibbons, John Blundell, Anwesha Sarkar（2020）.Food texture influences on satiety: systematic review and meta-analysis
- Yong Zhi Foo, Gillian Rhodes, Leigh W. Simmons（2017）.The carotenoid beta-carotene enhances facial color, attractiveness and perceived health, but not actual health, in humans
- Ian D Stephen, Vinet Coetzee, David I Perrett(2011).Carotenoid and melanin pigment coloration affect perceived human health
- Susanne M Henning, Jieping Yang, Ru-Po Lee, Jianjun Huang, Mark Hsu, Gail Thames, Irene Gilbuena, Jianfeng Long, Yunhui Xu, Esther HaeIn Park, Chi-Hong Tseng, Jenny Kim, David Heber, Zhaoping Li（2019）.Pomegranate Juice and Extract Consumption Increases the Resistance to UVB-induced Erythema and Changes the Skin Microbiome in Healthy Women: a Randomized Controlled Trial
- Stefanie Williams, Slobodanka Tamburic, Carmel Lally（2009）.Eating chocolate can significantly protect the skin from UV light
- Iryna Rybak, Alexis E Carrington, Simran Dhaliwal, Aliza Hasan , Hera Wu, Waqas Burney, Jessica Maloh, Raja K Sivamani（2021）.Prospective Randomized Controlled Trial on the Effects of Almonds on Facial Wrinkles and Pigmentation
- Katewadee Roengritthidet, Nanticha Kamanamool, Montree Udompataikul, Salinee Rojhirunsakool, Saranya Khunket, Silada Kanokrungsee（2021）.Association Between Diet and Acne Severity: A Cross-sectional Study in Thai Adolescents and Adults

- Fatemeh Hajizadeh-Sharafabad, Ali Tarighat-Esfanjani, Zohreh Ghoreishi, Mehrnoosh Sarreshtedari（2020）.Lutein supplementation combined with a low-calorie diet in middle-aged obese individuals: effects on anthropometric indices, body composition and metabolic parameters
- https://business.nikkei.com/atcl/gen/19/00283/083100048/
- Robert Krikorian, Matthew R Skelton, Suzanne S Summer, Marcelle D Shidler, Patrick G Sullivan（2022）.Blueberry Supplementation in Midlife for Dementia Risk Reduction
- Nami Imai, Yuki Kobayashi, and Kazuhiro Uenishi（2021）.The Intake of Kiwifruits Improve the Potential Antioxidant Capacity in Male Middle- and Long-Distance Runners Routinely Exposed to Oxidative Stress in Japan
- Hsiao-Han Lin, Pei-Shan Tsai, Su-Chen Fang, Jen-Fang Liu（2011）.Effect of kiwifruit consumption on sleep quality in adults with sleep problems
- Xin Wu , Jing Shi, Wan-Xia Fang, Xiao-Yu Guo, Ling-Yun Zhang, Yun-Peng Liu, Zhi Li（2019）. Allium vegetables are associated with reduced risk of colorectal cancer: A hospital-based matched case-control study in China
- Lanjun Zhu, Yancui Huang, Indika Edirisinghe, Eunyoung Park, Britt Burton-Freeman（2019）. Using the Avocado to Test the Satiety Effects of a Fat-Fiber Combination in Place of Carbohydrate Energy in a Breakfast Meal in Overweight and Obese Men and Women: A Randomized Clinical Trial
- Caitlyn G. Edwards, Anne M. Walk, Sharon V. Thompson, Ginger E. Reeser, John W. Erdman Jr, Nicholas A. Burd, Hannah D. Holscher, Naiman A. Khan（2019）.Effects of 12-week avocado consumption on cognitive function among adults with overweight and obesity
- Susanne M Henning, Jeraldine B Guzman, Gail Thames, Jieping Yang, Chi-Hong Tseng, David Heber, Jenny Kim, Zhaoping Li（2022）.Avocado Consumption Increased Skin Elasticity and Firmness in Women - A Pilot Study
- Tennille D. Presley, Ashley R. Morgan, Erika Bechtold,William Clodfelter, Robin W. Dove, Janine M. Jennings, Robert, A. Kraft, S. Bruce King, Paul J. Laurienti,W. Jack Rejeski, Jonathan H. Burdette, Daniel B. Kim-Shapiro, Gary D. Miller（2010）.Acute effect of a high nitrate diet on brain perfusion in older adults
- Tyler D Williams, Mary P Martin, Jake A Mintz, Rebecca R Rogers, Christopher G Ballmann（2020）.Effect of Acute Beetroot Juice Supplementation on Bench Press Power, Velocity, and Repetition Volume
- H. Zamani, M. E. J. R. de Joode, I. J. Hossein, N. F. T. Henckens, M. A. Guggeis, J. E. Berends, T.M.C.M.de Kok, S.G.J.van Breda（2020）.The benefits and risks of beetroot juice consumption:a systematic review
- Seyed Mohammad Mousavi, Jamal Rahmani, Hamed Kord-Varkaneh, Ali Sheikhi, Bagher Larijani, Ahmad Esmaillzadeh（2019）.Cinnamon supplementation positively affects obesity: A systematic review and dose-response meta-analysis of randomized controlled trials
- Nicolas Babault, Ahmad Noureddine, Nicolas Amiez, Damien Guillemet, Carole Cometti（2021）. Acute Effects of Salvia Supplementation on Cognitive Function in Athletes During a Fatiguing Cycling Exercise: A Randomized Cross-Over, Placebo-Controlled, and Double-Blind Study
- Marcelo Conrado de Freitas, Jason M Cholewa, Valéria Leme Gonçalves Panissa, Gabriela Gallucci Toloi, Hed Carlos Netto, Camila Zanini de Freitas, Renan Valero Freire, Fabio Santos Lira, Fabricio Eduardo Rossi（2022）.Acute Capsaicin Supplementation Improved Resistance

参考文献・サイト

- https://daigovideolab.jp/
- https://www.meiji.co.jp/corporate/pressrelease/2018/20181127_01.html
- James W Krieger, Harry S Sitren, Michael J Daniels, Bobbi Langkamp-Henken (2006).Effects of variation in protein and carbohydrate intake on body mass and composition during energy restriction: a meta-regression 1
- Lester B.Salans, Edward S.Horton, Ethan A.H.SIMS (1971).Experimental Obesity in Man: Cellular Character of the Adipose Tissue
- https://www.carenet.com/news/journal/carenet/58589
- https://www.esquire.com/jp/menshealth/wellness/a30788273/50-age-how-to-avoid-getting-sick-david-katz-health/
- http://jsln.umin.jp/committee/omega52.html
- Tamlin S. Conner, Kate L. Brookie, Anitra C. Carr, Louise A. Mainvil , Margreet C. M. Vissers (2017).Let them eat fruit! The effect of fruit and vegetable consumption on psychological well-being in young adults: A randomized controlled trial
- Neel Ocean, Peter Howley, Jonathan Ensor (2018).Lettuce be happy: A longitudinal UK study on the relationship between fruit and vegetable consumption and well-being
- Marc Sim, Joshua R. Lewis, Lauren C. Blekkenhorst, Catherine P. Bondonno, Amanda Devine, Kun Zhu, Peter Peeling, Richard L. Prince, Jonathan M. Hodgson (2019).Dietary nitrate intake is associated with muscle function in older women
- Jonathan W Leff, Noah Fierer (2013).Bacterial communities associated with the surfaces of fresh fruits and vegetables
- Aurora Perez-Cornago, Francesca L Crowe, Paul N Appleby, Kathryn E Bradbury, Angela M Wood, Marianne Uhre Jakobsen, Laura Johnson, Carlotta Sacerdote, Marinka Steur, Elisabete Weiderpass, Anne Mette L Würtz, Tilman Kühn, Verena Katzke, Antonia Trichopoulou, Anna Karakatsani, Carlo La Vecchia, Giovanna Masala, Rosario Tumino, Salvatore Panico, Ivonne Sluijs, Guri Skeie, Liher Imaz, Dafina Petrova, J Ramón Quirós, Sandra Milena Colorado Yohar, Paula Jakszyn, Olle Melander, Emily Sonestedt, Jonas Andersson, Maria Wennberg, Dagfinn Aune, Elio Riboli, Matthias B Schulze, Emanuele di Angelantonio, Nicholas J Wareham, John Danesh, Nita G Forouhi, Adam S Butterworth, Timothy J Key (2020).Plant foods, dietary fibre and risk of ischaemic heart disease in the European Prospective Investigation into Cancer and Nutrition (EPIC) cohort
- Caroline R Hill, Lauren C Blekkenhorst, Simone Radavelli-Bagatini, Marc Sim, Richard J Woodman, Amanda Devine, Jonathan E Shaw, Jonathan M Hodgson, Robin M Daly, Joshua R Lewis (2020).Fruit and Vegetable Knowledge and Intake within an Australian Population: The AusDiab Study
- 『不老長寿メソッド　死ぬまで若いは武器になる』鈴木祐(著) / かんき出版
- Jenna M. Cramer, Margarita Teran-Garcia, Elizabeth H. Jeffery (2011).Enhancing sulforaphane absorption and excretion in healthy men through the combined consumption of fresh broccoli sprouts and a glucoraphanin-rich powder
- Anne M Walk, Caitlyn G Edwards, Nicholas W Baumgartner, Morgan R Chojnacki, Alicia R Covello, Ginger E Reeser, Billy R Hammond, Lisa M Renzi-Hammond, Naiman A Khan (2017). The Role of Retinal Carotenoids and Age on Neuroelectric Indices of Attentional Control among Early to Middle-Aged Adults

メンタリスト DaiGo（めんたりすと だいご）
慶應義塾大学理工学部物理情報工学科卒。イギリス発祥のメンタリズムを日本のメディアに初めて紹介し、日本唯一のメンタリストとしてTV番組に出演。その後、活動をビジネスやアカデミックな方向へ転換、企業のビジネスアドバイザーやプロダクト開発、作家、大学教授として活動。趣味は1日10〜20冊程度の読書、猫と遊ぶこと、筋トレ。ビジネスや話術から、恋愛や子育てまで幅広いジャンルで人間心理をテーマにした著書は累計450万部を超える。『Dラボ』にて動画配信を精力的に行っている。

Dラボ：https://daigovideolab.jp/
YouTube：https://www.youtube.com/@mentalistdaigo
X：https://x.com/mentalist_daigo

つっしー
論文や専門書を元にした科学的なヘルシーレシピを提案。動画配信サービス『Dラボ』では、誰でも作れる時短ヘルシーメニューから、低温調理器を使った本格的なレシピなど、バリエーション豊かな料理の解説動画を配信。著書に『科学的 酒のつまみ』、共著に『人生が変わる 神レシピ』（ともにリピックブック）がある。

X：https://x.com/mental_cooking

編集協力　中村 富美枝
ブックデザイン　山之口 正和＋永井 里実＋齋藤 友貴（OKIKATA）
イラスト（料理）momo
イラスト（本文）是村ゆかり
栄養計算　大林 久利子
DTP　向阪 伸一＋山田マリア（ニシエ芸）
校正　玄冬書林
編集　中島 元子（KADOKAWA）

昨日《きのう》の爆食《ばくしょく》がチャラになる最強《さいきょう》の科学的食事法《かがくてきしょくじほう》

リセットレシピ

2024年11月20日　初版発行

著者／メンタリスト DaiGo《ダイゴ》・つっしー

発行者／山下 直久

発行／株式会社KADOKAWA
〒102-8177　東京都千代田区富士見2-13-3
電話　0570-002-301(ナビダイヤル)

印刷所／大日本印刷株式会社

製本所／大日本印刷株式会社

●お問い合わせ
https://www.kadokawa.co.jp/（「お問い合わせ」へお進みください）
※内容によっては、お答えできない場合があります。
※サポートは日本国内のみとさせていただきます。
※Japanese text only

定価はカバーに表示してあります。

ISBN 978-4-04-607118-7　C0030